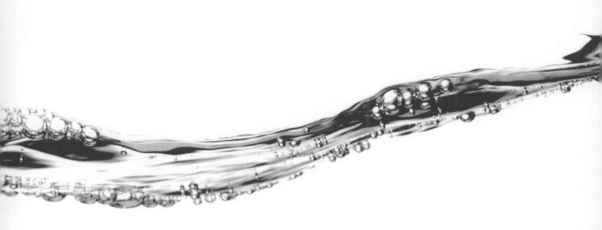

"水是最好的药"系列

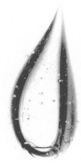

水是最好的药3

——水这样喝可以治疗肥胖症、抑郁症、癌症

[美] 巴特曼 F.BATMANGHELIDJ,M.D. ◎著　　饶俊伟◎译

天津出版传媒集团

天津科学技术出版社

目 录

第一部分 肥胖症

第三部分　癌　症

第四部分　如何根治

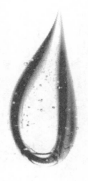

第一部分

肥胖症

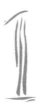

肥胖症：无意识
脱水带来的直接后果

    在我刚刚从事医疗研究时，如果有人告诉我，喝水不足会导致肥胖，我一定会说："不可能！你疯了吗？"然而，我在长年的研究工作中发现，喝水不足或不规律的确能造成多余脂肪的堆积，直至形成肥胖症。本书将解释长期无意识脱水是如何导致人体脂肪成分的增加，进而引发一系列更严重的疾病的。我之所以把肥胖症、抑郁症和癌症这三种看似互不相干的疾病放在同一本书中讨论，正是因为抑郁症其实与肥胖紧密相关，而癌症在很大程度上又是抑郁的结果。

    要把人体脱水同肥胖症、抑郁症和癌症之间的关系解释清楚，我们首先要寻根溯源，探讨一下生理学的基本原理在人体新陈代谢中的作用，以及大脑在人的生理活动中的主导作用。

    请耐心阅读本书，这是我24年来潜心研究的成果：脱水对人的危害性，以及与各种疾病——尤其是肥胖症、抑郁症和癌症的关系。尽管本书涉及许多复杂艰深的科学理论，但我会尽量让描述浅显易懂。除了理论内容之外，我还会提供一些实际案例，以展示健康的喝水习惯对疾病的缓解与消除作用。

进入本书正题之前，你首先需要明白：脱水导致的不仅仅是单纯的体重增加，还有与肥胖症相关的一系列复杂症状，以及其他一些更加严重，甚至可能致死的病症。事实上，长期无意识的脱水正是引发肥胖症、抑郁症和癌症的罪魁祸首，也是导致患者痛苦甚至死亡的元凶。

2003 年 5 月 5 日，《纽约时报·科学版》围绕一篇关于癌症与肥胖症之间关系的论文展开了深入讨论。该论文最初发表于《新英格兰医学杂志》。从 1982 年到 1998 年的 16 年间，研究者们对 90 万名不同年龄、性别和身份的受试者进行了跟踪调查。他们发现，脂肪多余程度越严重的人，就越容易患上癌症。

论文的导言指出，肥胖不仅会导致高血压、心脏病、糖尿病、中风、胆囊炎、关节炎等一系列疾病，还是多种癌症的重要诱因之一。肥胖可能导致乳腺癌和子宫癌，还会引发结肠、直肠、食道、胰脏、肾脏、胆囊、卵巢、肝脏、前列腺等部位的肿瘤，以及骨髓瘤、淋巴瘤等。如果你知道肥胖症正是脱水的后果，你又会产生这样的疑问：脱水是如何导致癌症的？

答案很简单：脱水会扰乱人多方面的正常生理功能，从而为癌细胞的产生和扩散提供条件。

《纽约时报》的报道一点儿都没让我惊讶，因为早在 1987 年，我就曾在一次国际癌症研究会议上指出：脱水能够引发包括癌症在内的多种疾病。在关于脱水与癌症的章节中，我会解释癌症和其他一些疾病的形成机制，从而说明脱水的严重后果。

为什么我们仍然在生病

答案很简单：因为现代医学的科学基础建立在一系列错误的假设之上。在我开始研究之前的 100 年里，甚至没有人质疑过这些错误假设。

正是因为这些错误的假设，我们才对脱水症状的本质一无所知。不仅仅是你和我，连那些耗资数十亿美元的医疗科研机构也一样不得要领。我们发明了各种各样的新词汇，用来描述人体不同部位的脱水症状。每发明一个这样的新词汇，我们就把它描述成"医学的新进展"，并在这样的"进展"上花掉越来越多的钱，其实症状的本质就是脱水。

这本书向你展示的是医学理论的全新基础，因为在经历痛苦和挫折之后，我终于发现了传统医学的失误之处。我的发现将成为一个突破，让生理学的理论重新成为医学研究的指导，而不是放任制药行业继续膨胀下去，从患者身上无休止地榨取钱财。建立在错误基础上的现代医学，已经让成百万人死亡，让成千万人承受着不必要的痛苦，而制药行业却利润滚滚——这都是因为我们毫不了解人体的一系列症状，其实都是脱水的体现。

《华盛顿邮报》的头条，可以为我的话提供证据：

最新研究表明，即使不考虑处方错误等医疗事故，每年仍有超过 200 万美国人深受药物毒性反应之害，其中 10.6 万人因此死亡。

这一令人惊讶的数字表明：药物副作用在导致美国人死亡的主要因素中，已经可以排到第 4 ~ 6 位。（摘自 1998 年 4 月 15 日《华盛顿邮报》）

作为国家科学院的下属机构，国家医药局的研究报告尽管没有法律效力，却具有很强的公众影响力。4 年前的一份题为"是人都难免犯错"的报告中指出，每年都有多达 4.4 万 ~ 9.8 万名美国人死于医疗事故——尽管研究人员一直试图让人们注意医疗事故问题的严重性，最终还是这份报告吸引了公众的注意力。国家医药局已经发布了题为"患者安全：实现卫生护理新标准"的报告，迈出了解决问题的第一步。（摘自 2003 年 11 月 21 日的《华盛顿邮报》）

把以上两篇文章中的死亡数字相加，你就会发现，仅仅在美国，药物治疗每年就能导致多达 20.4 万人死亡，而这还只是保守估计。

具有讽刺意味的是，制药行业的人士也知道，他们造出的药物在大多数情况下并无疗效。以下就是证据：

"绝大多数药物——超过 90%，仅对 30% ~ 50% 的患者有效。"罗西斯博士宣称，"我并不是说绝大多数药物完全无效，而是说它们只对 30% ~ 50% 的患者有效。市场上的药物对部分患者的确有效——然而远远不是全部。"（摘自 2003 年 11 月 8 日《独立报》）

那么，靠销售这些效果不佳的药物，制药公司为什么还能赚取巨额利润？答案是：通过资助相关的政府和研究机构，他们控制了医疗界的主流思想，让人们认为他们的产品是唯一的解决方案。

在国家医药局的顶级科学家中，一些人同时也从生物制药企业领取金钱和股份。当然，这样的交易正越来越多地转移到暗中进行。（摘自 2003 年 12 月 7 日《洛杉矶时报》）

现代医学的错误假设不仅让社会蒙受损失，也强迫人们搭上了"药物治疗"这班倒霉列车。那么，这些错误假设的具体内容是什么呢？

错误假设第一条

"口干舌燥是人体脱水的唯一征兆。"

事实上，靠是否口干来判断人体是否脱水是完全不可靠的。即使体细胞深度脱水，你也未必会产生口干舌燥的感觉。事实上，当人体脱水时，丢失的水分有 66% 来自细胞内部，26% 来自组织液，仅有 8% 来自血液。脱水程度一般时，大血管几乎完全不受影响，血液成分也不会有明显的改变。因此，人体不会显示出脱水征兆。而当人体某些部位经历严重脱水时，血液测试也完全不会显示出脱水的迹象。

此外，人体还有一种机制能够阻止口干：当其他部位开始脱水时，唾液腺的循环会增加，以确保分泌出足够的唾液进行咀嚼和吞咽。

人体内的水分有两种主要存在形式。其中一种是处于渗透结合态下的水分，这种水分在各种生理过程中承担着关键作用，不能自由参加其他的生理活动；另一种则是"自由的"水分，可以参与各种需要消耗水分的生理过程。例如，自由水分可以进入细胞内部，在细胞遭到永久性损伤之前缓解脱水状态。人体的脱水就是指自由水分的缺乏，这会影响许多生理过程的进行。例如，在一名体重为250磅（113.5公斤）的糖尿病患者体内，可能有很多水分处于组织液中，然而细胞内却缺乏自由水分。血糖浓度的升高不仅让本应进入细胞的糖分没有得到利用，而且增加了血液的渗透压，使细胞内的自由水分进一步减少——最终导致细胞内严重脱水，这是糖尿病真正的致命之处。

尿液颜色可以作为是否脱水的指标。如果尿液颜色很浅，几乎透明，就说明人体有充足的自由水分供应，可以很轻易地将代谢废物带出体外。如果尿液呈现黄色（不是食物中各种有色物质，如维生素以及甜菜根、姜黄等食物色素的颜色，而是自然黄色），那就说明，体内的自由水分存在短缺。这会增大肾脏处理代谢废物的工作压力。当尿液呈现较深的橘黄色时，人体则处于严重脱水状态，这样的状态如果持续下去，就会引发各种严重症状，包括心绞痛、中风，甚至因心肌梗死而直接死亡。

人体的自由水分只能通过有规律地饮水得到补充。补充水分的最好方式是饮用纯净水，来自人工饮料的水分在体内无法存留足够久，以支持各种生理过程。事实上，饮料生产中使用的许多添加剂都能够加重人体的脱水程度。

不幸的是，饮料业广告的力量，而且某些饮料有让人上瘾的特质，再加上饮料较于瓶装纯净水的相对价格优势——所有这些因素综合在一起，让人们，尤其是年轻人更加钟爱各种饮料而不是纯净水。后果很严重：年轻一代正在变得越来越肥胖，并且从青少年时期就开始显示出严重疾病的征兆。据统计，美国 5 ~ 10 岁的肥胖儿童中，有 60% 具备至少 1 种心血管疾病的威胁因子。今天的青少年会患糖尿病，甚至高血压，而这些疾病在从前都是中老年人才会患的疾病。

细胞内脱水可以在人们完全没有口干反应时，就对人体造成严重的伤害，甚至威胁生命。现代医学把这种脱水造成的伤害定义为各种各样的疾病，并使用各种有毒副作用的药物治疗，直到人们死去。

错误假设第二条

"水是一种简单的惰性物质，在人体中只不过起到溶剂、循环媒介和充斥空间的作用。水分在人体的各种生化机制中并没有特别的作用，新陈代谢是水分中溶解的各种物质之间发生的化学反应。"

水可不是什么"简单的惰性物质"，而是自然界重要而复杂的组成部分。水由氢和氧两种元素组成，平时呈现液态，常压下在 100℃ 时汽化，在 4℃ 时密度最大，在 0℃ 时结冰后密度最小。为何水结成冰后密度会变小？这是为了让冰能浮在水面上，从而在寒冷时为各种水生生物提供生存空间。如果冰的密度比液态的水大，那么任何生物都无法在冰点以下的水体中存活。可以说，水简直是上天对地球上生命的眷顾。

水分在人体中的功能包括两个方面。首先，作为各种物质的溶剂，细胞质和组织液的主要成分，以及血液循环等各种生理循环的载体，水分对生命起着维护和支持的作用。

另一个方面则更为重要：水是生命能量的来源。水分在细胞膜内外制造电压差，维持着细胞膜结构的稳定，让整个身体的结构不至于崩溃，而营养物质的生理分解（有一个专门的词叫"水解"），同样也离不开水。

现代医学只承认水在第一个方面，即维护和支持方面的功能。因此，我们才会忽视长期无意识脱水的严重危害。当水的摄入量长期不足时，人的各种生理功能都会受到限制，最终形成恶性循环。因此，你需要充分了解水的作用，并保持健康的喝水习惯。不要幻想药物能够替代充足水分的作用，你的身体不需要那些昂贵的人工合成药物，只需要你及时摄入足够的水。

错误假设第三条

"在一个人的一生中，人的自动调节机制就可以弥补水分摄入量的不足。"

这同样是不对的。随着年龄的增长，人们对干渴的感觉会逐渐迟钝，从而减少水分的摄入，直至关键器官中的细胞因为脱水而受到永久性的损伤，从"李子形"变成"话梅形"。你必须对脱水的形成机制和外在表现都有充分的了解，才能避免这样的过程发生。等到口渴时才去喝水，这样的习惯对年龄越大的人就越危险，因为干渴感是随着年龄的增长而逐渐丧失的。

菲利普医生的研究证明，老年人即使在身体进入脱水状态24小时之后，仍然不会感到口渴。"重要的发现是，尽管参加测试的老年人身体已经迫切需要水分了，但他们仍然没有明显的干渴感觉。"也就是说，老年人对身体的脱水状态并不敏感。

布鲁斯医生的研究则说明，从20岁到70岁，人体中细胞内外水分含量的比率会大幅度下降，从1.1一直降至0.8，也就是说，细胞内的水分占人体总水分含量的比例越来越低——在70岁时，体内的"李子形"细胞会更加偏向"话梅形"。毫无疑问，如果受试者们一直维持健康的喝水习惯，摄入充足的水分，这样的情况就不会发生。水分穿透细胞膜的速度是非常快的，可达每秒0.03厘米。不过，只有自由水分才能做到这一点，那些处于渗透结合状态的水分则不能自由通过细胞膜。

研究揭示的细胞内水分含量随着年龄增长而不断降低的情况，正好说明受试者是通过干渴感来调节饮水的，而不是维持有规律的喝水习惯。"李子形"细胞转化为"话梅形"细胞，会使人体的正常生理功能逐渐紊乱。在本书后面的章节中，我们将会深入探讨这一话题。

错误假设第四条

"任何饮料都能满足身体对水分的需求；饮用人工生产的饮料，完全能够达到与饮用纯净水相同的效果。"

从人体体液调节的角度来看，这一条可能是所有错误假设中后果最严重的，也是现今社会所有普遍性健康问题的源泉。仅仅通过广告的力量，饮料工业就操控了几乎所有男女老少的生活方式。

市场上普遍销售的各种饮料中，大多数是无法像纯净水那样满足身体的各种需求的。如果你了解工厂里合成咖啡因和可卡因的机理，你就会很容易明白这一点。即使牛奶和果汁这样的天然饮料也无法满足身体对水分的所有需求。不管你对饮料有多喜爱，为了健康着想，你都必须重新习惯饮用无任何添加剂的纯天然饮料——纯净水，或者自来水 ① 也好。关键是，你必须保持健康、规律的喝水习惯，从而防止脱水的发生，而不是只顾口味，做饮料的奴隶。

---

① 我国的自来水卫生标准相对于美国较低，应烧开或过滤后饮用。

为什么饮料不行

酒精饮料

· 酒精会阻断大脑在紧急情况下的水分供应。这就会导致大脑脱水，具体的表现就是酒后头痛。

· 酒精能够使人成瘾，并让人产生功能性抑郁。这会造成饮酒者的性格渐渐偏离惯常的标准，从而为社会所抛弃。

· 酒精会造成阳痿。

· 酒精对肝脏有害。

· 酒精对免疫系统有抑制作用。

· 饮酒者更容易患上癌症。

· 酒精在生理代谢过程中产生大量自由基（强氧化性物质），一旦进入循环系统，就会对一些敏感的组织细胞造成损伤。

为了抵消酒精代谢产生的自由基，人体需要消耗大量的褪黑素等抗氧化物质，这就使得体内的褪黑素含量下降。酒精会阻断自由水分进入细胞，于是当人体某些关键细胞进入脱水状态时，就无法及时补充充分的自由水分，从而使这些细胞受损。水分进入细胞的过程称为逆渗透。人体处于脱水状态时，体细胞会释放出内部的钾离子，从而使水分从细胞内渗入血液中，因为此时血液的渗透压大于细胞质的渗透压。这些自由水分接下来会通过逆渗透过程，进入最需要水分的关键细胞中。当人体进入脱水状态时，逆渗透需要的压力（也就是血液压力）就会越来越高，这样就形成了高血压。

在血压正常时，脑细胞需要依赖逆渗透的作用，才能获得充足的自由水分。而当这一过程因为酒精的摄入而被阻断时，脑细胞就会进入脱水状态，从而产生酒后头痛。因此，在饮酒之前先喝上一两杯水，可以有效缓解酒后头痛。

酒精是一种利尿剂，会强制人体排出水分，并造成干渴感。不通过喝水而是继续饮酒来试图缓解干渴，只会进一步加重干渴感。酒精引发的脱水会给人体造成压力，这种压力一旦维持较长时间，就会促使人体分泌脑内啡和脑啡肽，这两种物质的作用类似吗啡，能够使人镇静，防止过度的压力造成过激反应。这些镇静物质的分泌增强了人体的耐受力。比如，长跑选手需要适时分泌镇静物质才能坚持完成比赛。经常重复导致身体分泌镇静物质的过程，会造成上瘾反应。为了刺激脑内啡的分泌，长跑选手会越来越喜欢更长时间的奔跑，而饮酒者则会越来越嗜酒如命。

女性要承受月经的痛苦和怀孕生产的压力，因而她们的身体具有更敏感的脑内啡分泌机制，对酒精比男性更容易上瘾。因此，许多女性才会在初次尝试饮酒后的 1～3 年内就开始酗酒，而男性可能需要数年的时间才会成瘾。

　　水同样能够刺激人体进行脑内啡的分泌，而且这种刺激作用比酒精和许多毒品都更加直接——这一点对酒瘾者和吸毒者们来说可算是件幸事。喝下一杯水后的几分钟之内，交感神经系统以及大脑和脊髓中的血清素合成中心就会被激活，并能维持激活状态长达两个小时之久。

　　这些部位都是人体调节痛觉阈值的神经中枢，而刺激这些神经中枢，提高耐受力和痛觉阈值，正是酒精对酒瘾者的吸引力所在。事实上，水是天然的止痛剂，止痛效果比任何合成药物都好，而且完全没有副作用。与之相比，止痛药物则要危险得多，甚至可能让服用者猝死，每年都有约 8000 名美国人因此而丧生。止痛药物还会对肝脏造成严重的损伤，这也是死亡的诱因之一。

　　水是最好的止痛剂，也是努力戒酒、戒毒的人们的最好替代品。如果你下定决心，根除酗酒或是吸毒的不良习惯，那么水就是你的好帮手。以下就是一个成功的例子。

　　下面是拉里女士 1997 年写给我的信。当时她 35 岁，有一个儿子。她在 20 多岁的时候染上了酒瘾。

亲爱的巴特曼博士：

　　我是在父亲的介绍下得知您的理论的——对我和我年幼的儿子来说正是时候！我 35 岁，染上酒瘾已经有十几年了。同许多有酒瘾的人一样，我的人际关系从来都很不稳定，离过一次婚，又再婚，婚后感情又失败了。这给了我很大的打击，因为我当初跟他来到了一个完全陌生的城市，现在一个人举目无亲，难以在这里立足。我决定戒酒，加入了戒酒互助会，好让过去的痛苦永远不再重演。

就在这时，父亲送了我一本您的书，要我全心全意按书上写的去做。这本书给我的帮助完全出乎意料，仿佛是来自上天的指引。我惊喜地发现，水真的能遏止我对酒精的渴望。很快我就意识到，酗酒其实只不过是身体脱水的一种信号，我过去一直是靠饮酒来解除身体的干渴，然而饮酒只能让脱水加剧。直到我开始喝水，才摆脱了这种恶性循环。

通过坚持每天有规律地喝水，远离会让身体脱水的咖啡因饮料，我终于可以解决我的"地理危机"了。我租了辆卡车，把所有家具、杂物堆上了车，带着儿子一路从拉斯维加斯开回了我原先居住的加州。要是从前那个嗜酒成性的我，根本就不可能做得到。我重新在加州定居下来，干起了美容师的老行当，同时精心抚养儿子成长。

当然啦，我仍然像别人一样面临着各种各样的烦恼，但至少已经没有"酗酒"这一项了。是水的神奇力量解决了我人生的危机。现在，我已经有10个月滴酒未沾了，我的生活也恢复正常了。喝足够多的水，这是我得以建立新生活的基础。我相信，喝水对人，特别是酗酒的女性，会很有帮助。

酗酒的十几年里，我的容貌越变越差，酒精的毒害和脱水效应让我的皮肤老化，失去了原有的光泽。我的体重也逐年增加，体态臃肿不堪。所以，当我发现充分喝水给我带来的变化时，我简直不敢相信，我的朋友们也是！自然而然地，我的体重减轻了，恢复了年轻时完美的身材；我的皮肤也变得年轻起来，富有活力，让别人都赞不绝口，父亲也感到很高兴。这些改变让我充满了活力，也就是您书中所说的"水电势能"的能量。

这些改变为我带来了新的人生前景。我继续参加戒酒互助会，帮助别人摆脱酒瘾的纠缠。我开始结识一些积极上进、富有内涵的男士，而不是像从前那样仅仅寻求别人的容忍。我也开始去教堂做礼拜，这能让我感到愉快。我每天都为创造更美好的生活而努力。我向父亲道歉，因为我过去多年来暴躁无常的脾气，也因为我的堕落给他造成的痛苦。尽管父亲当时几乎已经觉得我是不可救药了，但他还是向我推荐了您的书——而这成了我最终的救赎。

现在，父亲总是对人们说，您是有史以来最伟大的医生。我绝对赞同他的话。感谢您，巴特曼博士，不仅因为您给予我的帮助，也为您对全人类的贡献。

拉里

是水的神奇作用帮助拉里女士戒掉了酒瘾，因为通常情况下，戒酒的过程要缓慢、痛苦得多。本书介绍的知识可以帮助你预防脱水，从而预防长期无意识脱水引起的各种疾病，包括危害性巨大的肥胖症、抑郁症和癌症。

现在你已经知道，水可以取代酒瘾者对饮酒的渴望。酒精不能成为水的替代品，对人体发挥同样的效用。

咖啡因饮料

我个人认为，这一章是本书最重要的章节。我希望本书提供的知识能够帮助你建立全新的理念，所以，我会尽可能详细地阐述，而不是将大段的细节一笔带过。我的目的是帮助你建立起对各种饮品的全新认识，当然，也包括那些会伤害你身体的饮品。读过这一章后，你可以选择：是建立严谨、健康的生活习惯，或是像我们社会上的大多数人一样，在不知不觉中遭受饮料的毒害。

茶起源于中国，目前在世界各地都有种植。茶叶中的活性成分是咖啡因，而茶叶的褐色则是因为含有鞣酸。鞣酸同时也是硝制皮革的化学原料之一。

咖啡豆最初是在阿拉伯半岛被发现的，那里的牧羊人注意到，这种植物能够让他们的山羊变得兴奋——山羊会爬到树上吃掉任何嚼得动的部分，还会把草根都挖出来吃掉。据说，吃过咖啡豆的山羊晚上睡不着觉，而且会在很长一段时间内保持亢奋状态。牧羊人向地方长官汇报了咖啡豆对山羊的影响，而某一位地方长官决定试一试，看咖啡豆能不能帮助他在祈祷时不打瞌睡。这就是咖啡的起源。

古鲁果（可乐的主要原料），好几个世纪以来就是苏丹人最喜爱的食物。可乐的特殊口味就是其中的古鲁果成分提供的。古鲁果的活性成分同样是咖啡因，而且在可乐的生产过程中，还会加入更大量的咖啡因，以增强兴奋作用。

在1850年的美国，碳酸饮料的每人年均消耗量只有52.2毫升。到了20世纪80年代末期，这一数字已经超过了186.6升。1994年饮料行业年度报告上说，美国当年人均碳酸饮料消耗量为186.1升，其中28.2%为减肥饮料。在碳酸饮料的市场销售额中，有84.1%属于两大饮料公司：可口可乐公司（48.2%）和百事公司（35.9%）。在这84.1%的碳酸饮料中，仅有5.5%不含咖啡因。也就是说，人们喝下的咖啡因饮料数量是相当惊人的。

咖啡因能使人上瘾，从而成了饮料工业的摇钱树。发表于 1998 年 4 月 27 日《国家》杂志的相关研究报告宣称："根据最保守的估计，我们的青少年平均每人每年要喝掉 242.6 升碳酸饮料，这一数值比 1978 年增长了 2 倍。其中，6 ~ 11 岁年龄组的饮用量增长了 1 倍，5 岁以下儿童的饮用量则增长了 25%。数据来源于农业部 1994 年的调查。"2004 年 5 月 30 日版的《华盛顿邮报》指出：美国成年人和 8 ~ 11 岁儿童的肥胖症发病率增长了 1 倍，11 ~ 16 岁青少年的肥胖症发病率则增长了 2 倍。这一事实正好验证了我在《水是最好的药》中的预测。此外，5 岁以下儿童碳酸饮料饮用量的增长，正好与该年龄组儿童 1980 年至 1994 年哮喘发病率的增长曲线相吻合。

饮料工业近期推出的几种碳酸饮料新产品，如可口可乐公司的"大浪"、百事公司的"Josta"[①] 等，均含有大量的咖啡因，号称"提神醒脑"的巴西瓜拉纳果制剂，也含有咖啡因，会让饮用的青少年对可乐类饮料产生更严重的依赖。目前市面上的各种 375 毫升易拉罐装可乐类饮料中，咖啡因含量较高的有"大浪"（51 毫克）、"Josta"（58 毫克），以及"Jolt"（72 毫克）和"XTC"（51 毫克）等。[②]

在中小学，学生们越来越经常地喝可乐而不是牛奶，学校则因可乐类饮料的销售而获利。学校里销售的 375 毫升易拉罐装"常规"可乐饮料中，每罐咖啡因的含量为："激浪" 55 毫克，"可口可乐" 45 毫克，"新奇士" 40 毫克，"百事可乐" 37 毫克。成年人则更加偏好咖啡，各地的咖啡店如雨后春笋般纷纷涌现。375 毫升杯装的

---

① 因为销售不畅没有进入中国市场。
② 后 3 种目前均未进入中国市场。

星巴克咖啡含有多达 190 毫克的咖啡因。

咖啡因能够对大脑产生影响，使脑细胞进入兴奋状态，拒绝来自外界的刺激信息。此外，长期摄入咖啡因还会造成人体脱水，从而引发一系列的疾病，包括哮喘、过敏反应等，即使在儿童身上也不例外。因此，哮喘患者应该杜绝一切咖啡因饮料，直到身体完全康复，大脑和神经系统彻底从咖啡因的影响中恢复过来。在此之后，能否继续杜绝咖啡因就要靠良知了。

宾夕法尼亚州立大学进行的一项调查显示，部分大学生每天可喝掉多达 14 罐可乐，其中一名女生两天内喝掉的可乐就多达 37 罐。许多大学生承认，他们离了可乐根本无法生活。一段时间不喝可乐，这些学生就会出现戒断症状，与吸毒者戒毒时的戒断症状极为相似。《男孩生活》杂志进行过读者调查，发现 8% 的青少年读者平均每天喝可乐达到 8 罐以上。在美国童子军组织的一次大聚会后，垃圾处理站一共收到了 20 万个空的可乐铝罐。软饮料协会对美国医院提供给住院患者的饮食结构进行了调查，发现 85% 的医院为患者提供碳酸饮料。

5 岁以下儿童碳酸饮料消耗量的增长绝对是件大事，我认为，它与儿童肥胖症和哮喘发病率的飙升有直接关系。1980 年至 1994 年，美国儿童哮喘发病率增长了 2 倍，儿童肥胖症更是成为全美国人都在头痛的一大问题——这又是过度饮用可乐造成的危害。

咖啡因是一种毒品

咖啡因，大多数碳酸饮料的活性成分之一，本质上是一种毒品。

咖啡因会让人上瘾，这是由它对大脑的直接作用决定的。咖啡因也是一种利尿剂，能够作用于肾脏，增加排尿量，从而造成人体脱水。许多人尽管一天喝掉许多罐可乐，却仍然会感到口渴，这正是咖啡因的脱水作用造成的。可乐类饮料提供的水分只能在人体内存留很短的时间。同时，人们会把干渴感误解成饥饿感——他们以为自己已经从碳酸饮料中获得了足够的"水分"，于是开始吃更多的食物，超出了身体的需求。所以，咖啡因类碳酸饮料造成的脱水最终会引起体重增加。

咖啡因具有兴奋作用，即使在人们很疲惫的时候，也能够让大脑和身体亢奋起来。这种兴奋作用会扰乱人体细胞原本严格的能量利用机制，让细胞过早动用紧急能量储备。于是，当各种关键生理过程需要动用这些能量储备时，就会受到阻碍；而平时用不到这些能量储备的一些生理过程，却会把储备消耗掉，这就是咖啡因让你"精力充沛"的实际原理。不断重复动用和恢复人体细胞的紧急能量储备，会对这些细胞造成伤害，从而引发一系列健康问题。

咖啡因是一种植物毒素

像咖啡因、吗啡和可卡因这类物质，原本是植物针对植食性动物合成的神经毒素。为什么人们经常死于吗啡和可卡因注射？正是因为这些化学物质能够对神经系统造成极大的冲击。

千万年来的进化让植物产生出这些神经毒素，以杀死任何以它们为食的植食性动物，这对植物本身是一种至关重要的防御手段。如果没有这些物质的保护，许多植物都会很快灭绝。

而进化过程也让野生食草动物躲开这样的植物，比如羊在吃草时会避开颜色鲜艳的罂粟，去寻找更加安全的食物。有趣的是，一些动物同样采用制造毒素作为生存的手段。青蛙很容易成为爬行动物的美餐，因此，进化使得一些种类的青蛙体内富含强烈的毒素，使它们的皮肤表面形成鲜艳的色斑。在爬行动物密布的亚马孙雨林中，青蛙就是靠这种手段存活至今的。事实上，毒素的合成在自然界相当普遍：几乎每一种蘑菇都精于此道。

　　茶叶和咖啡豆中所含的咖啡因就是一种毒素，是茶树和咖啡树自我保护的手段。通过阻断磷酸二酯酶的作用通路，咖啡因能够对神经细胞产生影响。

　　磷酸二酯酶的激活是记忆形成和消退的关键步骤。通过阻断磷酸二酯酶的作用通路，咖啡因能够让植食性动物产生欣快症状，忘记动用自身的伪装保护机制，对近在眼前的危险也浑然不觉，从而被食肉动物所猎杀。含有咖啡因的植物就是通过这样的手段来报复以它们为食的动物的。

　　需要逃避"猎食者"的不只是植食性的昆虫，高级动物也一样。对人类来说，社会竞争的激烈程度，完全不亚于自然界中的生存斗争。

　　目前人们已经认识到，嗜饮咖啡因饮料的少年儿童，在学校的学习成绩要远远差于以喝水为主的儿童。前者可能只能得六七十分，后者则可以达到90分以上。由于医学界不明白这一情况的真正原理，他们将其称为"注意力缺陷多动障碍症"，简称多动症。多动症十分不利于少年儿童的生理发育和精神成长，这是咖啡因饮料对社会造成的又一大危害。

药理学书籍尽管经常会指出咖啡因对脑神经系统的短期作用，却总是忽略它对大脑生理状况的长期影响。由于咖啡因的持续作用，大脑必须重新调整，以适应经常性的脱水和磷酸二酯酶受抑制的情况。

减肥饮料同样能造成肥胖

我在研究中注意到，尽管减肥饮料只含有很少的热量，却仍然经常成为减肥者们控制体重的最大障碍。这一事实需要解释，以下就是我研究得出的结论。

绝大多数人都相信，人造饮料能够像纯净水一样补充人体需要的水分，因为这些饮料的主要成分是水。这样的认识是错误的。近年来咖啡因类碳酸饮料消费的大规模增长，正是当今社会许多健康问题的根本原因。

大量饮用碳酸饮料的结果，首先是人体中脂肪的积累。某些种类的饮料特别容易引起脂肪的堆积。含糖的碳酸饮料至少能满足大脑对糖分的一部分需求，而当饮料中的咖啡因使细胞快速消耗三磷酸腺苷（ATP）中的能量时，糖分可以使细胞的能量得到部分的补充。

然而，20 世纪 80 年代初期，饮料工业引进了一种新的甜味剂——天冬氨酰苯丙氨酸甲酯，通常称为"阿斯巴甜"。阿斯巴甜的甜度是蔗糖的 180 倍，但不能提供任何热量。由于美国食品药物管理局认为它是蔗糖的安全代用品，这种物质现在已经在食品生产中得到了广泛应用。

在肠道中，阿斯巴甜的一种分解过程会产生两种氨基酸——天冬氨酸和苯丙氨酸，这两种物质都是神经递质；另一种分解过程则会产生甲醇和甲醛。从食物中获取的阿斯巴甜约有 10% 会转化成甲醇和甲醛。有些人声称甲醇能够被肝脏吸收和分解，然而众所周知的是，甲醇其实是一种有毒物质。

甲醇和甲醛能够对视神经产生伤害，甚至造成失明。近年来美国视斑和视网膜神经症的发病率严重上升，在青少年中尤为显著，这与阿斯巴甜的广泛使用脱不开干系。阿斯巴甜的另一种副作用在于，它会促进大脑内肿瘤的生成，还会造成二级神经系统紊乱。

毋庸置疑，食品药物管理局对阿斯巴甜的允许使用，已经造成了不少健康问题。有些人每天都要喝几杯减肥饮料，这样他们的身体受甲醇和甲醛的伤害就非常严重。不幸的是，甲醇和甲醛对人体神经系统的损伤都是积累性的。

像咖啡因一样，阿斯巴甜能够刺激大脑过早消耗掉紧急能量储备。能量消耗的过程会产生单磷酸腺苷（AMP）和单磷酸鸟苷（GMP），而这两种物质都能让人感到饥饿，这一点在科学界早已广为人知。因此，可以说减肥饮料会促使大脑进行过度能量消耗，产生过多的 AMP 和 GMP，从而刺激人们吃得更多。

前面已经说过，咖啡因能够使人上瘾，长期摄入咖啡因的人群尤其容易成瘾。很少进行体力劳动的人们如果经常饮用含咖啡因的减肥饮料，就会长期过度进食。我们通过食物摄入的总能量中，仅有 20% 会进入大脑，其余部分则除供应肌肉运动消耗之外，均以脂肪形式储存在体内。长期饮用含咖啡因的减肥饮料，会导致脂肪的过度堆积，从而造成肥胖。

更重要的是大脑对甜味儿的自然反应，术语称为"头期反应"。人们对糖类物质甜味儿的反应会形成条件反射：当舌头感觉到甜味儿刺激时，大脑就会命令肝脏做好准备，接纳和储存即将摄入的糖分能量。肝脏因而暂时停止对体内糖分和糖原的分解，开始从血糖合成糖原。迈克尔·塔道夫、马克·弗里德曼等科学家的研究表明，大脑对甜味儿的头期反应会改变身体的代谢环境，由提供能量变为储存能量；于是，生理活动的能量来源减少了，因而产生饥饿感。

如果提供甜味儿刺激的的确是糖分，肝脏接下来就会把摄入的糖分储存起来。然而，如果只有甜味儿刺激，却没有摄入糖分，肝脏就会发出相关信号，让人体产生饥饿感。甜味儿的刺激越强，产生的饥饿感就越强烈。

大脑对甜味儿的头期反应已经在使用糖精进行的动物实验中得到了明确验证。部分科学家在人类身上用阿斯巴甜进行了实验，也得到了类似的结果。布伦代尔和希尔的研究小组证实，摄入非营养性的甜味剂，包括阿斯巴甜，会在短时间内提高人们的食欲，增加食物的摄入量。他们的报告中说："受试者摄入阿斯巴甜后产生了明显的饥饿感，摄入蔗糖后则没有这种感觉。这种饥饿感是功能性的，它的确会造成食物摄入量的增加。"

塔道夫和弗里德曼发现，饮用含人造甜味剂的饮料后，造成的饥饿感可以一直维持 90 分钟，尽管这时血液测试结果已经恢复正常。在动物实验中，受试动物血液中的胰岛素含量（这是饥饿程度的指标）恢复正常后，它们仍然会比对照组动物摄入更多食物。这意味着，味蕾收到"虚假信号"后，大脑会在相当长的时间内维持"饥饿"的状态，从而让肝脏储存更多能量，而不是将这些能量消耗掉。

所以，试图靠饮用减肥饮料控制体重的人，却会适得其反，让体重不断增加。

我认识许多喝减肥饮料的人，他们的体重相比于开始喝减肥饮料之前几乎都增加了。其中一位年轻男子的例子特别典型。他20多岁，身高165厘米。在大学读书时，为了应对沉重的学习压力，他养成了喝碳酸饮料的习惯。这让他变得体态臃肿，所以毕业之后，他开始改喝减肥饮料，希望能够让体重降下来。两年中，他平均每天要喝近8罐减肥饮料。结果是，他的体重又增加了14公斤，看上去腰围几乎追上了身高。这让他的行走变得很吃力，得扭动着屁股才能艰难前行。减肥饮料增强了他的食欲，让他总是吃掉比身体需要的多得多的食物。

让我高兴的是，三年前，这位年轻人彻底戒掉了碳酸饮料，并且开始进行体育锻炼。如今，他已经恢复了标准的体形。

天冬氨酸和苯丙氨酸

咖啡因和阿斯巴甜进入人体后，会催动大脑、肝脏、肾脏、脾脏和内分泌系统中的细胞生理过程。大部分的阿斯巴甜会转化为天冬氨酸和苯丙氨酸，这两种氨基酸对大脑都有直接的刺激作用。在咖啡因和阿斯巴甜的共同作用下，大脑会很快丧失原有的代谢平衡，因为天冬氨酸和苯丙氨酸的获取变得比其他氨基酸容易得多。

绝大多数氨基酸都需要经过某种生化反应，才能产生对应的神经递质。不过，天冬氨酸（以及谷氨酸）却是个例外，它本身就能直接作用于大脑。一些神经细胞的表面具有这两种氨基酸的受体，当这些受体与氨基酸结合时，就会极大地改变人的生理状态。

研究表明，具有较多天冬氨酸受体的神经系统，是生殖系统和乳腺的激活系统。长期对乳腺进行神经刺激，却没有其他与怀孕相关的神经信号，这可能会引发乳腺癌。我个人认为，长期摄入阿斯巴甜导致的催乳素大量分泌，就是近年来女性乳腺癌发病率大幅度上升的祸源。另一个恶果是，服用阿斯巴甜可能是脑瘤形成的诱发因素之一，在用白鼠进行的动物实验中，这种相关性已经得到了验证。

综上所述，人体缺水时会产生一系列的综合反应，要缓解这些反应，唯一的办法就是喝水。如果你用人造饮料代替水，并且长期这样做，就会引发各种各样的健康问题。

儿童特别容易对饮料中的咖啡因上瘾。童年时期用咖啡因刺激大脑进入兴奋的经历，可能会导致儿童长大成人后尝试吸毒。

现在，你已经知道了水和人造饮料对健康造成的不同影响，同时也了解到，市场上销售的各种饮料有可能会对你的健康产生极大的危害。在接下来的篇章中，我会解释为什么人体缺水会导致多余脂肪的堆积，从而形成肥胖症。

水是生命之源

　　如果说进食是为了给人的生命活动提供能量，那么水就是比食物更重要的能量源泉。在这一点上，传统的科学理论似乎完全走进了死胡同。我们总以为食物才是人体唯一的能量来源，整天谈论体内各种能量物质的水解——别忘了，这些物质提供的能量正来源于水。

　　乔治博士的课题组对水解反应的化学方程式进行了研究，发现在反应过程中，被水解物质的能量会升高一个数量级。水的作用可以比作生火前往木柴上浇的汽油，这样可以让原本很难燃烧的木柴变得很容易点着。在人的生命活动过程中，有充足的水分供应时，各种生化反应都会变得更容易进行。乔治博士的课题组的研究表明，1单位镁 –ATP 水解时，能量会从 600 焦耳上升到 5850 焦耳。可以这样说，水让我们身体中生化反应的能量上升了一个数量级。

　　下图就是这一反应的方程式，以及反应前后各种反应物的能量计算。

在活体细胞中

水

是能量的最主要来源

$$MgATP^{2-}+H_2O=ADP^{3-}/ADPH^{2-}+Mg^{2+}/H^++H_2PO_4^-/HPO_4^{2-}$$

600　　　　　　1500　　　600　　998　1168　318　　　1251

能量单位为千焦

（1千焦为0.238升水温度升高1摄氏度需要的能量）

　　这一认识让我们对人体新陈代谢产生了全新的理解。例如，如果一枚鸡蛋含有约 70 卡（1 卡 =4.186 焦耳）的能量，那么在水解过程中，释放出的总能量就可以达到 700 卡。传统理论对食物能量的计算完全没有考虑到这一数量级的增加，所以难免谬之千里。正是因为如此，我们才一直没有意识到，在进食之前先补充足够的水分有多么重要。

　　现在你已经知道，水是人体内能量物质新陈代谢反应的主要能量来源。为身体提供充足的水，是新陈代谢正常进行的关键前提。食物很像传统能源工厂中燃烧的化石燃料，是一种"肮脏"的能源，会产生很多分解残余物。不补充足够的水分，过度依赖食物的能量，就会造成各种疾病：肥胖症、高胆固醇血症、糖尿病、高血压、抑郁症、多发性硬化症、阿尔茨海默病、帕金森病、各种癌症，等等。

水电势能：各种生理功能的直接能量来源

水在人体的能量结构中还有一个更为重要的功能：提供水电势能。这是人体大脑和各部位体细胞工作的直接能量来源。这是一种"清洁"的能量，不会产生任何残余废物，多余的水仅以尿液的形式排出体外。水不会在人体中堆积，不像食物会以脂肪的形式在体内储存。水电势能是大脑工作的最主要的能量来源。

水分在细胞能量供应中，承担了极其微妙的角色。所有体细胞的膜结构中都含有一类蛋白，特别容易与各种矿物质离子结合，如钠、钾、镁、钙等离子。这些离子与蛋白结合后，就能在水的作用下从膜的一侧跨越到另一侧，从而制造出膜两侧的电势差，形成水电势能。

这一过程中产生的能量，最终会储存在三磷酸腺苷（ATP）和三磷酸鸟苷（GTP）等高能物质中。同时，各种离子在细胞内外的浓度也会得到重新分配，以产生合适的内外渗透压比率。菲利帕·M·维金博士对这一基本过程做了描述。

维金博士的研究证明，离子泵的工作原理利用了水的能量转化性质：离子传输和 ATP 合成反应使用的能量，来自小离子和多磷酸根在反应中段的水解作用。人体处于脱水状态时，体液浓度会加大，细胞产生能量的能力就会减弱。因此，我们应该有规律地喝水以预防脱水，而不是感到口渴时才想到喝水。我们要时刻确保身体有充足的水分，避免因为缺乏水分而造成能量代谢紊乱。[1]

我们必须明白，人体缺乏水分的时候，脱水最严重的是细胞内部。脱水发生时，损失的水分有 60% 来自细胞内，26% 来自组织液，仅有 8% 来自血液。血液循环系统能够通过毛细血管的收缩来维持循环，而脱水的细胞却会陷入能量短缺，因而使各种生理功能陷于停滞。人体中受脱水影响最为严重的部位是大脑。

人体的脑细胞和神经元总数多达数百亿个，这些神经细胞不停地靠电信号彼此交流，以确保人体对周围环境的变化做出正常的反应。水电势能是神经细胞工作的最主要的能量来源，因此，一杯水是你能找到的最好的"提神饮料"，它能在几分钟之内让你感到思维顺畅。如果想要靠食物达到同样的目的，那么你不仅要喝下大量的水来消化食物，而且这一过程需要多得多的时间。食物首先要转化为糖分，才能为大脑提供可以利用的能量。

大脑中有超过 100 亿个脑神经细胞，起到"计算芯片"的作用。脑细胞含有高达 85% 的水分。大脑重量约占人体总重量的 2%，却有多达 20% 的血液循环通过大脑。夜里，大脑让身体陷入沉睡，自己却仍处于工作状态。它从来都不眠不休，正如心脏、肺、肝脏等关键器官一样。它对来自人体内外环境的繁杂信息进行处理，协调人体做出合适的反应。

仅为了实现这些功能，大脑就需要消耗极多的能量。此外，还有许多能量用于合成神经递质，以实现神经信号的传输。大脑要消

---

[1]　信息来源：《ATP驱动离子泵的机理》，维金著；《水生理学》266~269页，菲利克斯·弗兰克斯、希拉·F·曼希斯著，1982年版。

耗如此多的能量，所以才需要 20% 的血液供应，以从血液中获取足够的水分和原料物质，维持水电势能的供应和化学信号物质的合成。

大脑的反应功能受到能量阈值的限制，当能量供应不足时，大脑就会将有限的能量集中于最重要的功能。部分脑细胞 ATP 储量不足时，对许多刺激都不会做出反应，这种状态就称为疲劳。食物不能迅速而有效地缓解这种疲劳，但水可以。

大脑的"核心控制系统"能够判断能量供应是否短缺，饥饿和干渴的感觉都是能量供应不足造成的。要动用储存在脂肪中的能量，大脑要释放一系列的激素，这一过程需要漫长的时间，难以应付比较紧急的能量需求。大脑前部只能从水电势能或血糖中得到能量。

大脑对水分的需求永无止息，而且十分紧迫：

·首先，用于形成水电势能，为信息传输的过程提供能量。

·其次，用于维持细胞膜跨膜运输系统的正常运行。细胞膜需要充足的水分，才能让血液和脑细胞之间的物质交流畅通无阻。

·最后，水电势能也是大脑与身体其他部分的神经连接中传递系统"水分通道"的能量来源。

之所以脑细胞中含有高达 85% 的水分，却仍然需要大量的水分补充，这三点是主要原因。尽管干渴感同饥饿感非常相近，但如果你把二者混淆起来，用进食来替代饮水，长期下来就会导致疾病和早衰，甚至英年早逝。肥胖症、抑郁症和癌症这三个名词，其实都是对脱水给人体造成伤害的描述。

在脱水状态下，人体会被迫阻断一些生理功能。随着脱水的情况越来越严重，人体结构和功能的整体稳定性会逐渐遭到破坏。以糖尿病为例。2型糖尿病就是胰岛素的合成和释放机制遭到了阻断，而1型糖尿病则是产生胰岛素的β细胞群遭到了破坏。这两种效应都是人长期无意识脱水的结果。由于医学上对脱水危害性的认知极度匮乏，人体只能靠有限的生理调节手段，努力应付脱水带来的层出不穷的问题。为了避免这种情况，我们必须充分了解脱水的发生过程和危害性。这里的"脱水"一词并不仅指水分的缺乏，还包括缺水状态下某些代谢关键物质的短缺。这一部分会在本书关于抑郁症和癌症的章节中得到详细说明。

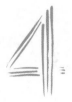

脱水是如何造成肥胖的

干渴会让你暴饮暴食

大脑需要能量供应时，就会自动产生神经信号，这就是干渴和饥饿的感觉。我们经常会混淆这两种感觉，把干渴错当成饥饿，在身体需要补充水分时却去吃东西。

大脑的一部分能量供应来自葡萄糖，在缺乏水分、无法得到充足的水电势能供应时尤为如此。大脑需要不断从血糖中吸收糖分，才能随时保证 ATP 和 GTP 的充足供应。

为了确保大脑的糖分供应不致中断，人体有一套非常精密的平衡机制，能够让血糖浓度总是维持在一定范围之内。血糖浓度有所下降时，这套机制就会从两个方面发挥作用：第一，通过神经信号，刺激我们进食淀粉和蛋白质等容易转化成葡萄糖的营养物质；第二，将体内储存的糖原和部分蛋白质转化成血糖。第二种机制又被称为葡萄糖生成机制，即将其他营养物质转化为葡萄糖的过程，这一过程是在肝脏中进行的。只有当葡萄糖生成机制已经不能满足人体的糖分需求时，人体才会开始分解储存的脂肪。

在当今社会，我们已经习惯了通过直接摄入糖分来快速满足大脑的能量需求。在中国传统文化中，这种不健康的饮食方式都被人们敬而远之；然而，在当代西方文化的影响下，我们每天都会从食物中摄入大量的糖分。当人体摄入的糖分超过新陈代谢的能量需要时，多余的糖分就会被肝脏储存起来。首先以糖原的形式存在，最终则会转化成脂肪。糖原是众多葡萄糖分子彼此连接形成的长链状结构，在肝脏和肌肉组织中储存。糖原可以较为快速地通过水解转化成葡萄糖，进而为细胞代谢提供必要的 ATP 供应。

仅有 20% 的血液循环会经过大脑，因此，在人体的全部血液中，仅有这 20% 的血液所含的血糖会被完全消耗掉，剩余的血糖则会以脂肪形式储存在肝脏和脂肪细胞中。肝脏能够把多余的血糖转化成脂肪，并通过血液循环将脂肪输送到脂肪组织贮存；脂肪细胞也能够独立从血液中吸收糖分，并转化成脂肪。正是因此，我才把食物称为"肮脏"的能源——食物本来只应作为人体新陈代谢物质消耗的补充，不应成为大脑的主要能量来源。水电势能才是脑细胞最好的能量供应方式。

血糖的消耗达到一定程度时，肝脏就会开始维持血糖浓度。首先，肝脏会分解糖原，接着是蛋白质和少量脂肪。其中，脂肪的分解是最为漫长的过程。

只有当人体在很长一段时间内无法摄入足够的糖分时，才会建立起大量分解脂肪的代谢机制。通常情况下，由于食物中淀粉和糖类的摄入一般很充足，脂肪的分解机制总是受到抑制。

与脂肪相比，蛋白质的水解过程要快得多。血液中能够作为能量物质被水解的蛋白质主要包括白蛋白、球蛋白、纤维蛋白原等。这些蛋白质的合成和分解也是在肝脏中进行的，肝脏会根据人体的能量需求程度来平衡蛋白质合成和分解的过程。

除此之外，肝细胞和体细胞中的其他蛋白成分也能为人体提供能量来源。只有当这些蛋白储备全部耗竭时，肌纤维中的蛋白质才会开始分解。

只有到了人体需要靠分解肌纤维蛋白来维持能量供应时，脂肪分解机制才会全面启动。这就是严重脱水或不当减肥会造成肌肉组织萎缩的原因。

脂肪的分子结构主体是若干个脂肪酸分子，这些脂肪酸分子的水解是脂肪提供能量的主要方式。1 克脂肪能够提供约 9 卡的能量，而 1 克蛋白质或葡萄糖则只能提供约 4 卡的能量。所以，含脂肪较高的食物更容易让你吃饱。

饥饿减肥法的最大问题就是肌纤维蛋白总要不断地分解和再次合成。每次肌纤维蛋白分解时，都会造成肌肉组织的大量矿物质流失。其中，维生素 B_6 和锌元素的流失最容易造成严重的后果。

维生素 B_6 和锌元素一旦流失，就需要漫长的过程才能补充。当你为减少了 1 公斤体重（其中可能有 0.5 公斤是肌肉组织）而欢欣雀跃时，殊不知，你体内的矿物质储备刚刚经历了一场浩劫。饥饿减肥法就是不断重复这样的过程，这对人体会造成极大的损害。

锌在人体的细胞分裂过程中起到不可替代的作用。缺锌会导致细胞代谢减缓，也就是早衰。维生素 B_6 则是大脑正常工作的必需物质之一，对氨基酸转化成神经递质的过程十分关键。维生素 B_6 和锌的缺乏会造成一系列健康问题，包括抑郁症（以及多种其他心理疾病）、各种慢性疼痛、糖尿病、高血压、内分泌失调等。我们会在后面的章节中继续讨论这一问题。

棕色脂肪组织与白色脂肪组织

儿童的脂肪储备以富含毛细血管的棕色脂肪组织为主。在棕色脂肪组织中，脂肪直接分解产生热量，因此，儿童对寒冷的抵抗能力才比成年人强得多。长大成人的过程中，人体脂肪组织中的毛细血管密度会逐渐降低，直到形成白色脂肪组织。白色脂肪组织中的脂肪代谢能力较差，为肝脏和肌肉提供脂肪酸的速度较为缓慢。尽管如此，人体总的脂肪储备仍然会每 2 ~ 3 个星期更新一次，以维持组织的活性。原有的脂肪分子被分解，同时新的脂肪分子在肝脏和脂肪组织中合成。我们可以通过转移这一过程的平衡点，达到减少脂肪储存、减肥瘦身的目的。

由于单位重量的脂肪能够储存大量能量，而且脂肪组织对外界的物理伤害和寒冷都有较好的抵抗作用，绝大多数动物都进化出了脂肪组织，这是生存斗争的需要。脂肪细胞能够吸收多余的脂肪成分和碳水化合物，以脂肪聚合体的形式储存起来，即我们通常所说的"肥肉"。这一过程有两大积极意义：第一，使血液中的各种物质成分，如血糖浓度，维持在合适的范围之内；第二，当身体迫切需要能量供应时，脂肪组织能够为代谢提供能量。不过，脂肪代谢并不是一个容易的过程。脂肪聚合体首先要转化成较小的脂肪颗粒，之后才能水解，提供能量。

脂肪是一种高能物质，储存在不同的身体组织中。当来自外界的能量供应减少时，脂肪就会为身体提供能量。脂肪主要储存于脂肪细胞中，这些细胞能够吸收血液中多余的葡萄糖，并将其转化成脂肪酸，再合成脂肪酸甘油三酯，即脂肪分子。要释放脂肪分子中的能量，脂肪酸甘油三酯首先要水解为脂肪酸，之后才能进入血液循环，为需要能量的组织细胞所吸收。这一水解过程当然离不开水，每个脂肪分子的水解都要消耗 3 个水分子。脂肪的水解是在脂酶的控制下进行的。我们需要经常喝水，保持充足的自由水分供应，才能让脂肪的水解过程正常进行。喝水还会间接促进脂酶的合成。

要理解脂肪分解同进食之间的关系，就要了解以下几种生理过程：

· 只有当血糖浓度下降到一定程度时，脂酶才会被激活。

· 如果食物中含有大量糖分或淀粉，就会提高血糖浓度，从而抑制脂酶的活性。

· 部分脂酶的激活还与许多激素和神经递质的释放紧密相关。这一类型的脂酶被称为激素敏感脂酶。肾上腺素和去甲肾上腺素是最有效的脂酶激活因子。生长激素、甲状腺素以及肾上腺分泌的其他一些激素也能对脂酶起到激活作用。

· 当外界碳水化合物供应严重不足，人体的糖原储备也几近枯竭时，人体会大量分解储备的脂肪，作为能量供应的主要方式。

· 在正常的饮食结构中，40% ~ 50% 的能量直接来自脂肪。摄入的碳水化合物中，相当一部分也会转化成脂肪，之后再缓慢地代谢分解。如果人体不断摄入碳水化合物，脂肪就不会分解；如果你把干渴和饥饿的感觉混淆起来，在身体急需水分的时候却去进食，那么脂肪就会堆积起来。

·1分子葡萄糖水解提供的能量比1分子脂肪酸提供的要少得多。1分子葡萄糖提供的能量中，有66%储存在38个ATP分子中，另外34%则成为热量；1分子脂肪酸提供的能量则能够合成146个ATP分子。因此，脂肪代谢的能量效率比糖代谢要高。

·肝脏能够将脂肪酸分子不饱和化，以构建人体细胞的膜结构。因此，肝脏中的脂肪成分主要是不饱和脂肪酸甘油酯，而人体其他组织中的脂肪成分则以饱和脂肪酸甘油酯为主。由于肝脏的这种特性，人体其实并不需要从外界摄入不饱和脂肪酸——这一点与传统理论的认识大相径庭。事实上，你完全可以放心地享受黄油的美味，用不着担心不饱和脂肪酸的摄入——你的肝脏自会照料这一点的。

·脂肪是人类生存的关键因素之一。在人体内的水环境中，脂类物质以脂肪酸、固醇和磷脂三种形式存在。磷脂类分子两端的亲水性质不同，从而得以构建人体的双分子层膜结构框架。由于蛋白质和糖类物质都是亲水的，它们无法形成双分子膜层，也就不能维持人体细胞的结构稳定。

·肝脏合成的胆固醇中，80%最终会转化为胆汁盐，通过胆道进入肠内。另外20%则会形成磷脂，进入血液循环。

·胆固醇除作为脑细胞和神经组织细胞膜的结构成分之外，还是大多数性激素、次级神经递质（如前列腺素、环前列腺素、血栓烷等）和维生素D的合成原料。此外，在身体脱水时，血液的酸性会增强，从而使动脉内壁受损，此时血液中的胆固醇会覆盖在受损部位表面，起到创可贴的作用。这种作用只在动脉中出现，不会在静脉中出现。所以，一味地降低食物中胆固醇的摄入，并不是正确的做法。

·人体所有的细胞都有将脂肪酸转化成葡萄糖的能力。因此，只要摄入的总能量合适，食物成分中有多少碳水化合物和脂肪其实并没有关系。即使是脑细胞，在经过几个星期的适应之后，也能从脂肪代谢中获得 50% ~ 75% 的能量。

·人体储存在脂肪中的总能量是糖原总能量的 150 倍。

·正常人摄入的总能量中，约有 1/3 用于肌肉运动消耗。从事重体力劳动的人可能有多达 3/4 的总能量用于肌肉运动。体力活动是消耗多余脂肪的最好方式。

·在饥饿时，人体可供应急的糖原总储量仅有几百克——只能供应半天左右的能量需求。在此之后，脂肪和蛋白质都会开始分解。蛋白质的分解可能会对人体造成损害，特别是某些关键氨基酸的损失，可能会使人体丧失正常的排毒解毒功能。

·许多严重疾病的逐渐形成，正是从关键氨基酸的流失开始的。

越是不经常活动的肌肉组织，就越容易成为人体紧急时期的能量来源，其蛋白成分也越容易遭到破坏。经常得到活动的肌肉组织则可以进行脂肪代谢，通过这一过程获得能量，并增加自身的肌纤维数量。这一过程需要激素敏感脂酶的激活。对瑞典一支连续 3 个星期长途行军的部队士兵进行的验血结果表明，连续行军超过 1 小时，就能激活肌肉中的激素敏感脂酶，而一经激活，脂酶活性可以维持长达 12 小时之久。连续行军的时间越长，脂酶活性越高。整个行军过程中，士兵们的肌肉组织脂酶活性始终维持在很高的水平上。

这一研究结果有什么意义？要知道，人体大部分肌肉组织都位于双腿和臀部，这是人体运动时能量消耗最多的部位。脂肪是肌肉运动最经济的能量来源，因为单位重量的脂肪提供的能量是糖类或蛋白质的 2 倍以上。1 克脂肪能够提供约 9 卡能量，而 1 克蛋白质或糖分则只能提供约 4 卡能量。脂肪是人体最经济的能量储备方式，所以盲目降低饮食中的脂肪含量是不正确的。我们完全可以多吃油脂类食物，少吃碳水化合物。

水与脂肪的储存

人体的水分消耗和脂肪储存是一对互逆过程：你越是少喝水，就越需要多吃东西；而你吃得越多，就会储存越多的脂肪，除非你能通过大量的运动把多余的能量消耗掉。以下就是原因：

· 水是人体所有生理功能的基本能量来源。

· 水让细胞膜上的"微型发电机"——离子泵得以运行，从而为全身的神经信号传递提供能量。

· 所有营养物质的分解过程都需要消耗水，才能为人体细胞提供能量。在效果上，正如 ATP 合成化学式显示的那样，正是水把自身的能量传递给了被水解的物质，使后者的能量提高一个数量级。

· 水的浸润性使细胞膜得以保持稳定的结构。在人体脱水时，细胞就需要胆固醇的作用来继续维持膜结构的稳定性——这就表现为胆固醇浓度的上升。

· 脑细胞的运转需要一刻不停的能量供应，这一能量或者来自水电势能，或者来自营养物质的水解。多余的水电势能会以 ATP 的形式储存起来，而多余的水分则会作为尿液被排出体外，多余的营养物质则会形成脂肪，需要足够的体力活动才能消耗掉。

· 早期的干渴感，即心口灼热，很容易同饥饿感混淆起来。我起初并不明白这一点，直到用纯粹的饮水疗法治愈了多达 3000 名胃溃疡病人，才发现这种"灼热感"其实是身体缺水的标志。通常情况下，我们会把这种感觉误会成饥饿感，因而在身体需要水的时候却去进食。这就是造成肥胖的基本原因。饭前喝一杯水，让干渴感平复下去，是预防肥胖的有效办法。一杯水比任何减肥药物都有效。

· 饭前喝一杯水还能刺激肾上腺素和去甲肾上腺素的分泌，这一刺激作用可以维持两个小时以上。这两种激素能够直接作用于交感神经系统，从而使激素敏感脂酶维持激活状态，从而保持对脂肪的分解，为身体提供能量。这就是水能够暂时缓解饥饿的原因。

· 人体 24 小时内循环的总水量相当于 40000 杯水。[①] 每杯水以 250 毫升计，则人体每 24 小时就要循环 10000 升水。这么多水的循环需要消耗巨额的能量——这一能量需求会促进脂肪的分解。

· 因此，水对预防肥胖有两大直接作用。首先，通过为大脑提供"清洁"的能量来源，喝水能让我们避免过度进食，从而防止脂肪堆积。其次，通过脂酶的激活，水能够让人体的脂肪"合成—分解"平衡倾向于分解的方向，从而减少脂肪储备。靠喝水来减肥，不仅不会产生任何痛苦，而且十分有效。

· 喝水减肥的好处之一是，你完全用不着对食物能量斤斤计较，

———————

① 源自加州洛玛连达大学的研究报告。

想吃什么就吃什么。

· 喝水可以促进胃动素的分泌，这是加强胃肠蠕动的主要激素之一。胃动素与血清素的作用机理是完全一样的，而血清素是大脑中最重要的神经递质，它负责调节大脑对外界刺激的生理反应。抑郁症患者所缺乏的正是血清素，他们需要借助药物加强这种物质的分泌。正常人的大脑和神经系统则含有足够的血清素。通过促进胃动素分泌，水可以阻止大脑继续发出干渴信号。在这方面，胃动素是一种饱足剂。

· 胃动素的另一个作用是：通过刺激胃肠蠕动，加快食物通过消化道的速度。这一作用类似于轻泻剂。每天早上起床后先喝两杯水，比任何的"通便灵"都有效，同时还没有任何副作用，这可以说是便秘患者的福音。

· 胃动素的饱足作用会消除一切可能被你误解的饥饿感。所以，想要减肥的人们应该在吃任何食物之前先喝水，并等上一段时间，直到饥饿感基本消除。实际上发生的是：补充的水分为大脑提供了水电势能，大脑因而不再缺乏能量，也就不再产生饥饿感了。同时，交感神经系统会激活脂酶，从而促进脂肪分解，为 ATP 的制造提供能量。这比靠补充糖分来暂时缓和大脑的饥饿感要有效得多。

· 经常喝水可以让你的身体保持脂肪分解多于合成的状态，直到你下一次进食为止。淀粉和糖分的摄入能够促进胰岛素分泌，从而加强脂肪的合成，而这一过程又会让你感觉到饥饿，从而摄入更多的食物。要克服这一恶性循环，最好多吃富含蛋白质的食物。不要害怕食物中含有脂肪，因为这些脂肪并不会在你体内堆积。造成心脏病的不是食物中的脂肪，而是长期无意识的脱水，以及随之而来的矿物质流失。

·记住，如果你喝水不够，就不能正常吸收食物中的矿物质。这会让身体偏向酸性化，而血液的酸化会导致动脉内壁受损。你需要水和矿物质来帮助排泄身体中的酸性代谢废物。如果尿液澄清，就说明身体的酸碱度适中；如果尿液呈深黄色或橘黄色，则说明身体严重偏酸性，极易形成血栓。

水是天然的减肥良药，比药店和保健品柜台销售的任何东西都有效。养成经常喝水的习惯，会让你的食谱不自觉地偏向蛋白质和脂肪方面，减少淀粉和糖分的摄入，从而减少体内脂肪的堆积。

接下来，最好再进行适量的肌肉运动，来进一步增强水对脂酶的激活作用。如果你希望快速减肥，那就每天早晚各进行一次较长时间的散步，这会让你的身体 24 小时都处于脂肪分解多于合成的状态。这样做的好处不仅是体重的减轻，你的动脉血管壁也能得以自我修复，从而不再需要胆固醇的保护层，使血栓的风险消失于无形。

人体的脂肪组织还会吸收食物中一些有毒的添加剂等物质。当脂肪被分解时，你需要更多的水分，帮助把这些有毒物质排出体外。

多喝水的同时，你还必须注意盐分和矿物质的摄入，这样才能让体内的离子泵正常工作，形成水电势能。本书的最后几章会详细论述这一问题。

接下来，我将为你引述一些成功故事。这些故事会向你证明：当你养成健康的喝水习惯，让身体从长期的脱水中恢复过来时，你不仅能轻松减肥，还能摆脱许多看似顽固的疾病。

不少人开始大量喝水的目的并不是减肥，而是为了治疗哮喘、高血压、背痛等疾病。他们并没有刻意控制饮食，却能在不知不觉中减掉 10 公斤、15 公斤，甚至 20 公斤的体重。这一过程是身体得到足够水分补充后的自然反应。

而那些专门以减肥为目的而大量喝水的人呢？他们的成功简直让周围的所有人都难以置信。他们几乎不费吹灰之力，就能达到大多数人需要动手术才能达到的减肥效果，而不用承担那些手术的长期影响。至少有一点可以确定：假如手术有什么副作用的话，已经动过手术的人可没法反悔。

胃有许多功能，绝不只是个让你肥胖的器官！肥胖是一个意志问题，更是因为人们对水的代谢作用缺乏认识。胃酸是一道屏障，防止食物中的细菌侵入人体。它也是摄入维生素 B_{12} 的必要条件之一，而维生素 B_{12} 是造血过程的关键物质，它的缺乏会对脊髓造成损害，甚至引起半身不遂。我在加州见过这样的情况：一位为了减肥进行了部分胃切除手术的年轻女士，因为缺乏维生素 B_{12} 而半身不遂，最终英年早逝（尽管医院因为误诊赔了一笔钱，但任何金额的赔偿也抵不过生命的宝贵）。如果她没有做胃切除手术，这一切都不会发生。

胃酸中的盐酸成分是食物中许多矿物质吸收的媒介。镁、锌、硒、锰等元素需要经过胃酸的"酸化"作用，才能被人体吸收，而这些都是酶系统正常工作的关键元素。

现在，你已经了解了水在减肥方面的功效。你可能还需要足够的意志力，抗拒甜食的诱惑。站在镜子前，告诉你自己，你想变得比现在再瘦些。想象你变瘦之后的形象，说服你自己接受这个新形象，直到你完全下定决心。大脑是一台十分复杂、精密的计算机，当你下定决心时，它就会开始调节你的生理代谢机制，帮助你实现目标。一定要给身体提供足够的水分、矿物质和盐，这些都是能量代谢不可或缺的物质。我发现，许多肥胖人士之所以拼命进食，都是因为他们潜意识里觉得需要靠暴食来补充盐分和其他矿物质。不幸的是，他们没有意识到，要充分吸收这些物质，他们还需要足够的水。

两个关键点

·要减肥，就永远不能让身体干渴。如果你总是等到口渴才去喝水，你就会把干渴的早期信号误解成饥饿，即使你两三个小时前才刚刚吃过东西。而如果你的身体有充足的水分供应，食物就能完全发挥供能潜力，你要再过上很久才会感到饥饿。永远都要喝纯净水，人造饮料中的甜味剂会让脂酶失去活性，从而让你为减肥而做出的努力付之东流。

·当你为了减肥而减少食量、增加饮水时，注意补充足够的维生素和矿物质，因为食物摄入的减少会使这些物质的摄入也相应减少。食用未经提纯的海盐或矿物盐，而不是经过工业提纯（去除了矿物质）的精制盐。盐分和矿物质的缺乏同样会促使你过度进食。

饱足机制

脂肪组织同时也是内分泌腺，会分泌多种激素，其中包括瘦素。瘦素是一种饱足信号因子，能够提醒大脑，脂肪储量已经足够。显然，肥胖人士的瘦素分泌机制并不健全。我相信，充分喝水可以修复这一机制。

另一种饱足机制与胃部的延展受体有关。当胃饱胀时，这些受体会向大脑发出饱足信号。如果我们经常暴饮暴食，就会导致大脑对这种信号的敏感度降低，也就是"习惯"了胃部饱胀的感觉——几乎所有肥胖人士都有这种情况。

最有效，也是人们目前了解最少的进食控制机制，则与舌头表面的味蕾有关。只有当咀嚼食物时，这一机制才会发生作用。味蕾会将摄入的食物种类和数量报告给大脑。养成细嚼慢咽的习惯，可以给大脑足够的时间，计算摄入的总能量，防止过度进食。你可以试试这种方法。

成功故事

巴特曼博士：

想象一下，将近一年时间内不得不坐着入睡，每一次呼吸都是无休止的折磨，还要承担哮喘可能随时发作的恐惧，这是什么样的滋味？而我5个月前的生活就是这样的！1993年3月27日，我因哮喘突发而住院，还患上了支气管炎。血氧含量下降到40，我随时都有生命危险。

出院后，我持续服用大剂量的氨茶碱和泼尼松。我的体重直线上升，性情也变得十分暴躁。我几乎不想活下去了！就在这时，一位好朋友向我推荐了您的书——《水是最好的药》！我立即给您寄了一张支票和一封信。让我惊讶的是，您直接打电话给我，亲自指导我脱离不当的药物治疗，并要求我每天至少喝 3 升水，还要加一点儿盐。您还要我每天在附近的商场里散步至少 15 分钟。现在，我可以把散步的时间延长到 30 分钟了，我的呼吸也变得舒服多了！

现在是 1994 年 10 月 31 日，我已经不需要任何哮喘药了！我已经有 5 个多月没用过任何喷剂或是其他药物了！当我开始感觉轻微的气喘时，就喝一杯淡盐水，这样真的很管用！

还有一件意想不到的事：喝水和散步的习惯让我的体重整整轻了 15 公斤。我的体重完全恢复了理想值，我看起来也年轻多了，健康多了！

还有成百万人的情况和我差不多，遭受着艾滋病、哮喘、风湿、疲劳综合征等顽疾的折磨，他们也需要知道这一切。您的书绝对能让每一个人受益！

佩奇

巴特曼博士：

我写这封信是为了证明，水的确是健康饮食结构中不可或缺的部分。按照您的推荐，这 5 年来我一直坚持健康的喝水习惯，几乎已经习惯了水的种种益处。

最初接触您的治疗时，我体重超标，血压超标，还患有哮喘，以及从小就有的过敏症状，天天都离不了药物。现在，我的体重和血压都得到了控制（减肥 14 公斤，血压下降 10 个点左右），哮喘和过敏症状也基本不再出现了。另外，水还给我带来了种种意想不到的惊喜：我几乎不再患感冒和流感了，即使患上，也是很轻微的。

我把您的疗法介绍给了我妻子，她因为高血压服药已经 4 年了。

最近，在水的帮助下，她也摆脱了高血压的纠缠。

曼森

巴特曼博士：

再次感谢您，帮助我和妻子重新认识了水对健康的重要作用。

因为有意识地大量喝水，我们的体重都减轻了——医生们多年来一直敦促我们减肥。我减了 20 公斤，血压也下降了许多，再也无须服用降压药物了。我妻子则是在减肥的同时，也摆脱了多年以来背痛的折磨。此外，她的过敏症状也有所减轻。

爱德华

玛莎博士是一位营养学顾问。读过我的书之后，她说服女儿堂娜改掉了常喝饮料的习惯，结果让母女二人都吃惊不已。下面就是堂娜写给我的信。

亲爱的巴特曼博士：

妈妈让我写信给您，告诉您我在减肥方面的成功。其实我知道，要是我完全按您推荐的方式，改变吃东西的习惯，并且定期锻炼，我会更成功的。不过，我原来每天要喝 6 ~ 8 罐"激浪"，现在能完全戒掉这个习惯，这本身已经是个奇迹了。

过去的 9 个月里，我成功减掉了 14 公斤，好多原先根本不能穿的衣服都变得合身了。我差不多快达到能结婚的理想身材了，正在准备结婚。未婚夫也不得不承认，我现在的样子比他 5 年前最初遇见我的时候好多了。

我的成功主要归功于健康的喝水习惯，我每天都按体重的 1/32 喝水。我不管去哪儿，随身都带着一瓶水。上班路上，逛街时，甚至 7 小时驾车长途旅行的时候。（的确，我不得不经常停车上厕所，但这完全值得。）出去吃饭的时候，我偶尔也会喝一瓶矿泉水或是啤酒，但我通常总能喝足够多的纯净水。

　　我注意到一件有趣的事：当我按您推荐的量喝完一天的水时，就再也不觉得口渴了，也不怎么想喝任何东西了，无论是果汁、牛奶、啤酒、矿泉水，还是别的什么。

　　我期盼着"十一"，那是我的婚期。我走过教堂走廊的时候，身材会比从我高中毕业起 15 年来的任何时候都好！在更新驾照的时候，填写"体重"一栏也不会再让我尴尬了。

　　谢谢您还我曼妙身姿！

堂娜

亲爱的巴特曼博士：

　　2000 年 11 月的时候，我的体重还高达 238 公斤。现在，2003 年 1 月，我已经减到 102 公斤了！

　　我的做法其实很简单。我这辈子头 32 年一直在吃错误的食物，喝不健康的饮料。那 32 年的生活还是相当快乐的，我有很多朋友、不错的工作，还有一个最棒的母亲，不过她总是在生病。对一个大胖子来说，我的人际关系算是相当不错了。我喜欢运动，还参加空手道的竞技，这样的生活方式本来应该让我保持好身材的。可惜的是，我总是在错误的时间，吃下大量错误的食物，还成升地喝碳酸饮料和酒。

现在回想起来，我发现，有些时候我甚至一连一个月都不喝一口纯净水。我不喜欢水的味道，而且在我的印象里，喝水还会让我肚子痛。或许是真的痛，或许不过是心理作用，反正我觉得自己真的不需要，也不想喝水。我喜欢饮料，一顿饭就能轻易喝下一瓶2升装的大瓶饮料。我会在夜里十点半吃夜宵，叫一大份比萨，还有鸡翅什么的。每周两三次，我会从附近的比萨店订购一大块奶酪牛排，再加一大份的奶酪肉球，就着2升饮料把这两份东西吃掉——同样也是在夜里很晚的时候。晚上我一个人独处的时候，或是晚上下班回家而又不是很疲劳的时候，就会吃东西。我其实并不是真的很饿，只是养成了这种习惯。

　　我的早上也过得同样糟糕。每天上班路上，我都会去麦当劳买上两三份早餐三明治，当然还有饮料。回想起来，我发现这样的习惯持续了好几年，我甚至不知道是从什么时候开始的。我的好几个朋友也都是身材肥胖、暴饮暴食的人。我和他们一起，逛遍了全城的每一家餐馆，餐馆服务员都认得我们这群常客，每次还跟我们打招呼。这可不是什么值得骄傲的事。我刚才说过，我的生活挺快乐的，我也有不少朋友。不过，我仍然感到孤独，我缺少一个伴侣。

　　我的朋友们差不多都正在恋爱，或是已经结婚，过着"家有仙妻"的日子。我也羡慕这样的生活，但对于我的体形来说，这不现实。我根本不相信自己还能减肥。母亲的肺病很严重，总是不停地住院，有好几次她几乎都要撑不住了。这让我很害怕，也成了我暴饮暴食的借口。最后，母亲的情况终于好转了一些，我用不着整天陪着她了。

　　2000年11月，我30岁的时候，我开始严肃考虑是否要做部分胃切除术，好帮助我减肥，要是我还想好好活下去的话。以我这样的体重，我恐怕活不了多久了——我的关节越来越不堪重负，我生病的次数也越来越多了，还有好几次因为深度静脉血栓而住院。我感到很害怕，很孤独。我知道，必须得采取措施减肥了，不然我就会死掉。我猜你肯定想知道我当时的体重。足足238公斤！我的衣服号码是XXXXXXL，腰围接近两米。2001年1月21日，我终于下定决心，开始了漫长的寻找新生活之旅。

我的一个好朋友一连三个月，每天晚上陪我去体育场，督促我只在正确的时间吃健康的食物。还有，最重要的——经常喝水，喝很多的水。我讨厌水，但我知道，要真正减肥的话我就必须坚持。我平生第一次感觉到自信，知道我一定能做得到。我开始瘦下来的时候，就认识了一位迷人的女士。朋友更加严格地督促我、鼓励我，不让我放弃。我下定决心，不再碰其他任何饮料，只喝纯净水和减肥饮料。我每天早上起床后，都要先喝一杯减肥饮料和650毫升的水。午饭前喝3杯水，午饭后则喝一杯减肥饮料，然后在晚饭前继续坚持喝水。我会在快吃晚饭时喝一杯水，这样我就能感到比较饱，不会吃那么多。

我的进餐习惯和饮食结构都发生了巨变。每天晚上6点后，我就不再吃东西，只靠喝水来战胜饥饿感。告诉你吧，我每天要上好多次厕所。我戒掉了面包、通心粉和土豆这类高碳水化合物的食物。最重要的是，我彻底放弃了碳酸饮料，即使是那种不含咖啡因的减肥饮料。我每天的碳水化合物摄入量只有20克左右，饱和脂肪摄入量为2～3克。我知道您说过，人体需要脂肪才能生存。您的话完全正确。我在控制饮食的同时，也在学习哪些食物是健康的，哪些不是。我读了很多关于维生素和锻炼的书籍，以确保身体不会缺乏营养。我还定期去看医生。我开始每天服用脂肪酸药丸，还有维生素A、维生素B12、维生素C、钙片，等等。这些都是促进能量代谢、加速脂肪和碳水化合物分解的物质。

我的一位好朋友在附近开了一家健康用品店，他分析了我的情况，并且教我做健身操。我的体重下降得很快，差不多两三天就能减1公斤。有人开始为我担心，但我继续坚持健康的饮食和喝水习惯。医生一直在监控我的状况，对我的体重下降如此之快并不担心。我的血压下降了，静息心率也有所下降，糖尿病也不再是个问题了。

您肯定很感兴趣，我到底吃了什么。主要是金枪鱼罐头和鸡肉罐头——尽可能多的蛋白质，还有不加沙拉酱的火鸡肉汉堡、蔬菜汉堡等。的确，总吃这些东西有点儿烦，但我不断提醒自己，这样做的确十分有效。我鼓励自己相信，通心粉、比萨、碳酸饮料和奶酪汉堡包这些垃圾食品，绝没有我的生活来得重要。哦，对了，关于我前面提到的那位迷人的女士，我一直同她和她的两个可爱的孩子保持着联系，这是我最大的动力——爱情，尤为重要的是，她也爱我。是的，我还臃肿不堪的时候，她就爱上了我，她对我真的十分重要。

时间一天天过去，我一直严格坚持大量喝水和锻炼的习惯。这段时间里，我再也没因为喝水感到过恶心，双腿的静脉也不再疼痛了。人们开始注意到我身上的巨变。2002年1月21日，我的体重下降到了113公斤。朋友们的帮助和自己的努力让我减掉了125公斤的赘肉。2003年新年之际，我的体重是102公斤。这才是我最合适的体重。我现在肌肉发达，穿L号的衬衫，腰围缩到了96.5厘米。

一个小问题是，我现在的皮肤很松弛，我打算做手术把多余的皮肤切除掉。多余的皮肤毕竟比多余的脂肪好多了。

对于现在精力充沛的我来说，维持健康的体重不是什么难事——每次在跑步机上跑5公里，的确帮助很大。不错，我又开始吃过去那些食物——奶酪汉堡包、比萨、通心粉和土豆，偶尔还吃点儿糖。这都是为了饮食平衡。我永远不会再碰饮料了。我的减肥经历是真的吗？到现在，我有时还感到难以相信。我照镜子的时候，简直不相信那就是我。

我第一次真正意识到自己变瘦了，是有一天从一群上学的小孩子面前经过的时候。他们都没有瞪着我看，没有笑，也没有一个人提到"胖"字。我通过了"小孩子测试"，我知道小孩子在这方面是最诚实的。我今天的生活是过去梦寐以求的。现在，梦想终于实现了。我和那位迷人的女士结了婚，成了她的孩子的父亲。如今，我们过着美好的生活，快乐又健康。我要告诉所有读这个故事的人：永不放弃，梦想就能成真。听从别人的忠告，严格要求自己。我在控制饮食期间，一直把一句名人名言抄录在钱包里，直到现在还保存着。那是马丁·路德·金的名言："承认有限的困难，但永远不要放弃无限的希望。"我没有放弃，永远不会！

下面是我减肥前后的照片。

大卫·加鲁索

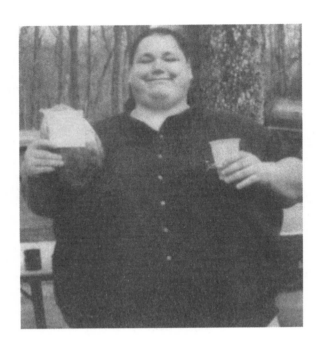

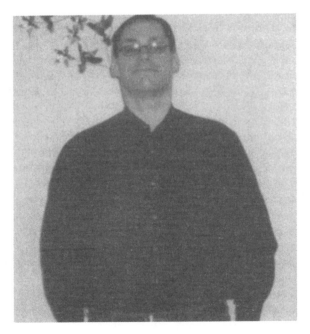

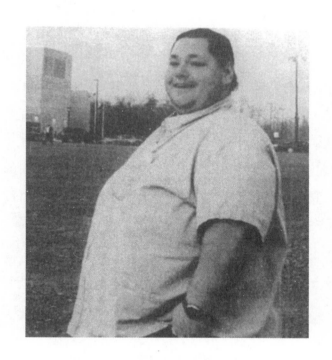

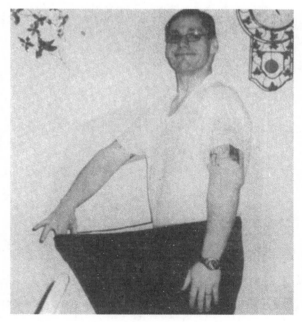

如果说照片是语言的浓缩，大卫的这两组照片就真胜过千言万语了。只需要看一眼，你就知道水的减肥功效究竟有多么显著了。靠喝水预防肥胖是一件很简单的事情。如果美国所有的儿童都能远离碳酸饮料，只喝纯净水，那么美国就会成为一个健康人的国度。

有一次，在超市排队等候交款时，我注意到旁边放着的一本《女人世界》。我惊奇地发现，那本杂志在醒目的位置对我的理论进行了推介。我之前完全不知道这件事，而由于我的理论经常被别人"盗版"，我决定看看这篇文章究竟是谁写的。以下就是封面文字：

《女人世界杂志》

2001年9月4日

"她不用节食就减了15公斤！" 革命性的医学突破：

水疗减肥法！

学会靠喝水减掉20公斤体重，甚至更多！
《我的儿女》主演，菲诺拉·休斯女士
（封面照片人物）

"水疗减肥法" 助你成功瘦身！

减肥医学方面的最新突破不能不让我们陷入狂喜。这种方法绝对安全简单，而且效果卓著。这一减肥方式已经在著名电视剧《我

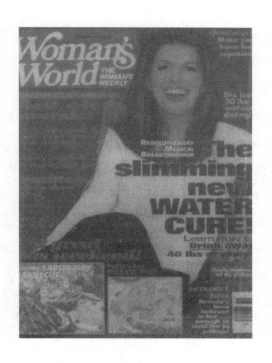

的儿女》主演菲诺拉·休斯女士身上发挥了奇效，帮助她减轻了 15 公斤，速度是一般减肥法的 3 倍，而且完全用不着节食。读下去，你会知道怎样轻松减掉多达 20 公斤的体重——你只需要喝水！

这段话让我更加好奇了，我开始浏览下去。当我读到我自己的名字和《水是最好的药》这一书名时，不禁惊喜万分。显然，休斯女士采纳了我的喝水减肥理论，并在撰文描述她的成功时，也向读者们推荐了我的书。文章中还提到了芝加哥广播电台的著名主持人——艾米·比安可女士，在 6 个星期之内，她就成功地把腰围从 20 号缩减到了 14 号，然后又降到 12 号。"起初，我每天早上起床时，都会感到自己又老又胖。"这位 54 岁的女士回忆道。她自从 40

多岁时起就开始逐渐发胖。"我经常关节痛，很容易疲劳，有时会突然感到燥热……"这是她对当时健康状况的描述。"通过喝水，更准确地说，是医生的规定——定时定量地喝水，艾米不仅恢复了标准身材，而且变得精力充沛，并且摆脱了关节痛、过敏症和绝经综合征等一系列病痛。"文章这样描述。

如果你有机会，可以去图书馆查阅这篇文章，其中的内容会对你有所启迪。文章的主题正是我过去所强调的：喝水减肥相当容易，完全用不着像别的减肥法那样节食，或是计算每一餐的能量摄入。只要养成有规律的喝水习惯，你就可以让身体自己的饥饿感决定你每餐该吃多少。你唯一要做的是抗拒甜食的诱惑，直到大脑彻底摆脱对甜食的依赖。在那之后，你就会自动避开那些不健康的食物。

一些更惊人的例子

亲爱的巴特曼博士：

我和妻子按您推荐的方式坚持定量喝水已经18个月了。尽管我们之前的健康状况就很好，但您的发现进一步提高了我们的生活质量。您的理论还带给了我们两个惊喜。我妻子的体重减轻了15公斤，她说："这简直太容易了！"因为在此之前，她曾尝试过许多减肥疗法，那些方法不仅痛苦，而且也没什么效果。我自己也在不知不觉中减轻了7公斤。最特别的地方在于，我们一直都是想吃什么就吃什么，根本不用节食。饭前喝一两杯水的习惯，让我们的饥饿感减弱了许多。我们完全可以作证，您的理论把减肥变成了一件轻而易举的事。

另一个惊喜是，30 年来一直困扰我的背痛消失了。自从年轻时背部受伤之后，每次搬过重东西之后，我的背会一连好几天都痛得死去活来，当天和第二天尤为严重。尽管我的背痛没有像一些尝试水盐疗法的朋友那样，在几个星期内完全康复，但过了 15 个月，我已经彻底摆脱了背痛的困扰。这让我觉得简直难以置信。

我把您的理论介绍给了许多朋友，不少人都发现，他们的健康状况在几天之内就得到了极大的改善。现在，我的公司专门通过上千份报纸广告（包括整版的大幅广告）、电视节目和广播宣传推广您的理论，其中，仅广播宣传每个月就会超过 400 次。我们有许多 60 多岁的老年顾客，他们原本因为年龄和健康问题正准备退休，现在有了您的理论指导，他们又能精力充沛地投入到工作中去了。

毫无疑问，我所经历的这一切完全可以写成一本书。我告诉每一个因为您的理论而受益的人，他们有责任把您的理论进一步推广开来，让更多的人享受健康的生活。

我们做了许多相关的采访，还倡导成立了一个基金会，叫作"光芒之环"，在健康、人际关系和教育等方面，对整个宾夕法尼亚东北部的人们提供帮助。我们对许多医生做了调查，还对其中的两位进行了广播采访，他们都把您的水疗理论作为诊治的重要指导。

您的理论揭示了新的真理，我现在充满了激情，决心说服所有美国人接受这一真理。我真心感谢您，巴特曼博士。您的工作为我的生活增添了新的意义，更改变了宾州东北部成千上万人的生活。

鲍勃·巴茨

巴特曼博士：

我过去每天都要喝两壶以上的咖啡，还有好几杯饮料，根本不喝水。我退休已经3年了，上班时公司还有饮水机，退休后家里没有，我又不喜欢自来水的味道，所以我就只喝咖啡和饮料了。

症状：

我的尿液气味越来越重，我觉得是感染，需要去医院诊治。

我患有严重的便秘，每周都要服用2~3次抗痔疮药物。有些时候胃里会感觉火烧火燎的，所以我每个月都要服几次胃药。此外，我的支气管也有问题，经常咳嗽、胸闷，还有黏痰。

冬天越来越难熬，夜里，我必须穿着袜子、长睡衣和T恤衫，再盖上厚被子和两床毯子才能入睡。尽管这样，早上醒来时我还是会感到很冷，得用暖风机让双脚暖和过来，再把鞋子里面也吹暖，不然我几乎穿不上鞋子。这真的很痛苦，我过去从来都用不着这样。

散步时，我需要穿上两层运动裤。我一般会去体育场在跑步机上跑步。可当我到达体育场时，总是会感到沮丧，我也不知道为什么。我跑步的速度和里程都在慢慢下降，并且总要扶着跑步机的扶手才能坚持。

逛商场时，我的肋部经常剧痛，甚至会让我流出眼泪。我的脚也痛，但这种痛完全被肋痛淹没了。

空手道训练课程也变得越来越艰难，我能坚持完成的踢腿的次数越来越少。最初，教练要我每次进行25~50次踢腿，可现在只能做10~15次。教练总是安慰我，说这对老年人来说是在所难免，可这些都是最近几年内才发生的。

我一直尝试减肥，可只要我节食，就会感到浑身发冷发痛，好像得了感冒一样。这种不舒服的感觉让我早上不愿起床，白天也不愿意站着或坐着。我知道，这种精力的缺乏很容易导致抑郁。

还有一件怪事，我手上的皮肤变得越来越干燥，仿佛是木乃伊的手，又干又平。

我越来越为健康担忧，怀疑自己得了糖尿病。不过，我的体检结果似乎一切正常，网上也找不到什么东西能验证我的怀疑。

我知道，当人生病时，医生总是建议多喝水。所以，我开始有意识地喝纯净水，希望能减轻尿液的浑浊程度。差不多是同时，正好有位朋友给我发了封关于人体脱水的邮件。我惊讶地发现，几个百分点的脱水就能造成10%～20%的运动能力下降。由于这封邮件，我开始在网上搜索相关资料，结果发现自己各方面的表现完全符合脱水的状况。我开始搜索相关的理论书籍，终于在亚马逊书店的网站上发现了您的书——《水是最好的药》。按照您的理论，我开始每天早上起床后先喝两杯水，饭前饭后半个小时各喝一杯，临睡前再喝一杯。白天我还会不定时地再多喝一两杯水。我减少了喝咖啡的量和次数。

结果：

· 我的尿液没有了难闻的气味，便秘也完全消失了。

· 肠胃蠕动变得容易多了，感觉很舒服。

· 胃和支气管都恢复了正常。

· 我现在可以只穿着内衣入睡了，像多年前一样。现在，我的双腿整夜都感觉很温暖，甚至热得快要出汗。我的体温调节完全恢复了正常。就算天气很寒冷，我也只是感觉到冷，不会再觉得不舒服了。

·早上起床时，我的感觉很好。无论是站着还是坐着都很舒服。每天起床后先喝两三杯水，能让我兴奋起来，就像过去喝咖啡的感觉一样。早晨坐在电脑前时，显示器屏幕仿佛更亮了。我不明白其中的原因，但这的确是我的感觉。

·现在，如果我试着节食减肥，我虽然会感到饥饿，但不会不舒服。这让我很高兴，因为我觉得我终于能控制自己的生活了。一点点饥饿我完全可以忍受。

·关于我的手：现在，我的手上青筋凸出，肌肉筋腱起伏，完全恢复了年轻时的状态。我也不再感到沮丧了，长期的慢性疼痛和不适会逐渐消磨一个人的意志。

·许多健康问题都是潜移默化式的，我们要么根本没注意，要么就是逐渐接受。在这方面，最好的度量方法就是锻炼时的表现。现在，我用和过去一样的速度跑同样的距离，每分钟心率降低了 10 ~ 12 次。最初，我还以为是跑步机计量的误差，但其他仪器也显示了同样的结果。

这些改变中，有的几天之内就发生了，有的则用了一两个月。

总的来说，缺水造成的影响让我非常震惊。现在，我所有的运动成绩都提高了，性格也变得开朗了许多。我的空手道教练正准备让我参加黑带资格测试。尽管这对一个 60 多岁的老人来说似乎有些荒诞，但我年轻时曾下过苦功练习。教练觉得我一定能通过测试，尽管我们这儿的黑带测试标准很严格。这让我感觉十分骄傲，也提高了我的自信心，让我想要做更多的事。

我经常重读您的著作。几个月前，我可能还会对您的大部分理论半信半疑，但事实就是最好的证明。我把您的著作推荐给所有认识的人，我几乎成了健康喝水习惯的代言人。我的朋友中，尤其是50岁以上的老年朋友中，有不少人基本上不喝纯净水，只喝咖啡、茶和酒精饮料，他们或多或少都有我当初的那些症状。能说服他们减少喝咖啡的量，开始多喝水，让我很有成就感。很容易想象，脱水是如何导致严重疾病的。我收集的资料和周围人们的情况似乎都表明，脱水在老年人中，尤其是老年男子中，是一个很严重的问题。

您的著作的价值是显而易见的，不过我也有一点儿小小的不满：我第一次阅读时忽略了"合适的每日饮水量"这一部分内容，直到重读时才注意到。建议您的书再版时，把这一部分列为单独的章节或是醒目的表格。

您的著作具有十分重要的价值，十分感谢您。您关于减肥饮料的讨论也很发人深省，尽管我并没有这方面的问题。事实上，我觉得每个人都应该读一读您的书，这真是一本无可替代的健康宝典。

您的书里引用的一封读者来信中说，他的书架上只有两本书，《圣经》和您的著作。我起初觉得这有点儿滑稽，但现在我相信，您的书的确像《圣经》一样重要，它提高了人们的生活质量。

保罗

尊敬的巴特曼博士：

我对您的研究工作和您的著作——《水是最好的药》致以万分感谢！

喝水对保持健康确实有效。在过去的8个星期中，我彻底改变了饮食习惯，结果体重减轻了 12 公斤。对于 53 岁的我来说，这真是个神奇的结果。我身高 182 厘米，目前体重 82.2 公斤。水对我的帮助真的很大，现在我不仅大量喝水，也注意多吃富含水分的食物。因为喝水，我的灰尘过敏症消失了，再也不用随身带着过敏喷雾剂了，晚上睡觉也用不着特意多盖被子了！

我保证，我会向身边的每一个人宣传您的理论。

罗森斯坦

巴特曼博士：

我是一名注册护士，专业训练让我对药物的作用毫不怀疑。我经常跟药品推销员和临床流行病学专家打交道。十多年来，我每天服用雷尼替丁、奥美拉唑、兰索拉唑和盖胃平等药物。我读过关于哮喘、过敏症和狼疮的基础理论书籍。不得不说，刚接触您的理论时，我对它充满了怀疑。然而，您的理论不可能有什么商业动机——说服人们少吃药，多喝水，对您能有什么好处？此外，我当时的情况也不容乐观，尽管我一直吃药，却仍然经常胃酸过多，医生建议我做手术切除部分胃神经，减少胃酸排量。我可不愿意做这样的手术。

两周前，我决定按您的理论尝试一下。自那时起，我就再没吃过一片药。现在我的胃状况良好，惯有的秋季过敏症也消失了，这让我惊讶不已。我开始把您的理论介绍给我照顾的患者。此外，过去我总是觉得节食减肥是一件难事，而现在，只因为开始有规律地喝水，我的体重在 10 天里不知不觉减轻了两公斤，快餐美食对我的诱惑也似乎不那么强烈了。真心希望您的理论能让更多人知道。

迪恩

亲爱的巴特曼博士：

　　我希望您知道，我绝对支持您的水盐疗法，愿意让这封信成为您理论的证据，帮助更多的人过上健康的生活。您的理论彻底改变了我的生活！谢谢！

　　1995年8月，50岁的我发现自己的体重接近了180公斤。我向自己发誓，决不能让体重达到180公斤。超重让我的生活变得无比痛苦，一举一动都让我疲惫不堪。我的关节风湿痛越来越严重，跟别人握握手都是一件很困难的事。此外，我还有椎间盘突出，每天早上起床都倍加痛苦。

　　我开始变得易怒而沮丧，总是挑自己和别人的毛病。就在我的痛苦达到最高点时，感谢上帝，我从广播里听说了您的喝水保健理论。我决定读一读您的书。读过之后，我开始尝试按您的理论重新安排我的生活。在我的体重马上就要突破180公斤大关时，终于开始下降了。到现在，我总共减掉了70公斤，裤子瘦了14码。这一切都是因为我按您指导的那样，坚持定量喝水和补充盐分，并且每天散步。

　　由于体重的下降，我的关节炎和背痛都消失了。要是在一年前，我根本不会相信，我的生活会有如此之大的转变。您的理论在我身上完全应验了，这真是医学史上最伟大的发现！我已经把您的书推荐给了所有认识的人，希望这封信能够作为证据，说服更多的人接受您的理论。人们可以拥有健康的身体，用不着完全依靠吃药。再一次向您表示无比的感谢！

兰登

亲爱的巴特曼博士：

　　我一直想给您写信，汇报您的水盐疗法在我身上的效果。也许您还记得，我是从 1997 年开始，在您的指导下正式接受水盐疗法的。

　　31 天之内，我不仅减肥 15 公斤，而且告别了 19 年来的哮喘、过敏症和支气管炎，还彻底戒了酒。我记得，那时人们经常告诉我，我的皮肤很有光泽。这是一件神奇的事，因为在我开始有规律地喝水之前，我的脸、肩膀、背部和两臂都长满了粉刺。我的双手原先有风湿，作为一名专业糕饼师，风湿带来的疼痛严重影响了我的工作。您的疗法让我的风湿也不治而愈了。

　　介绍一下我的情况。我身高 162 厘米，过去体重 87 公斤。现在，我的体重基本稳定在 72 公斤（长假期间可能会有些波动），许多过去穿不了的衣服现在都能穿了。现在孩子们都说我"瘦了"，再也不叫我"大饼女士"了！不过让我感觉最好的是，现在我丈夫鲍勃拥抱我时，我可以完全缩进他的怀里了！

　　初次与您见面时，我的过敏症很严重，每天早上眼睛都会发肿发痒，我完全离不开医生给我开的眼霜。是您告诉我不要喝茶，而是用茶叶敷在眼睛周围，效果的确很棒。我很快戒掉了咖啡因饮料，戒酒则稍微多花了一些时间。过去我的支气管炎每年要发作两次，分别是在夏秋之交和冬春之交的时候，每次都让我苦不堪言。现在，我已经好多年没有打电话向医生订购抗生素和止咳药了，我估计他准以为我已经死了。

　　刚过去的感恩节上，有人问我究竟是用了什么护肤霜，才让皮肤突然变得这么年轻。要向她解释清楚我所做的一切只不过是充分喝水加上合理的营养，并不是一件容易的事。但事实的确就是这样。

　　巴特曼博士，我永远感谢您的指导。愿上帝帮助每一个人了解您的发现!

　　送您一个健康的拥抱!

康妮

亲爱的巴特曼博士:

　　我这辈子几乎都是在超重状态下度过的。家家都有个"胖小子",在我们家就是我。别人总告诉我,我只不过是骨架子大,应该学会接受事实。后来,我通过鲍勃·巴茨和康妮·吉布琳接触到了您的水疗理论。起初我很怀疑——茶和可乐怎么可能引发这么多问题呢? 不过我转念一想,我也没有什么可失去的,除了多余的体重。我决定试一试。结果是,一年半下来,我的体重减掉了差不多45公斤,再也不是别人印象中的那个"胖小子"了。

　　除了体重减轻之外我还注意到,困扰了我一辈子的胃泛酸症状也消失了,过去不能吃的很多食物,现在我都能放心享受了。另外,我的耳朵也没有原先那么容易感染了。

　　现在我精力充沛,好像换了个人一样。过去会让我筋疲力尽的很多事情,现在我可以轻而易举地完成。

　　巴特曼博士,感谢您对我的帮助!

马克

巴特曼博士:

　　您好,我目前正在采用水盐疗法进行减肥。我是在军官俱乐部的宣传板上偶然得知您的理论的。我想让您知道的是,现在我根本不在乎减肥的事了——喝水的感觉本身就很好! 坚持喝水刚刚6天,我的湿疹就痊愈了，皮肤变得健康了不少，连头发都更有光泽了。我在军官俱乐部的许多朋友也都说，他们采用了水盐疗法之后，除了体重减轻外，许多原先的顽疾也都消失得无影无踪了。

　　谢谢！

帕梅拉

亲爱的博士：

　　我是个伤残军人，战场上受的伤让我的颈部经常严重疼痛。我使用吗啡止痛已经 7 年了，我的女婿约翰·巴拉诺斯基博士，一直在努力帮我减轻药物的副作用。

　　创伤让我的脊椎变得活像鹿角一样，根本没法动手术。不过我们一直在尝试。我女儿在凤凰城大学修习按摩疗法时，我和妻子帮她照看孩子。女儿、女婿的美容院开张时，前台有一本《水是最好的药》。我碰巧读到了这本书，几乎不敢相信我的眼睛。两个月前，我就戒掉了碳酸饮料，因为我们的房车失窃了，丢了价值 30000 美元的财产。这让我很生气，决定省下饮料钱买个报警器，于是就戒掉了饮料。

　　结果是，我在这两个月里瘦了 15 公斤，而唯一的副作用就是，我得去买新衣服了。这其实不算什么，只不过因为补助金有限，我们得仔细计算花销。我喜欢喝酒，因此常常住院，每次他们都要检查我的血糖。（现在我还没有戒酒，那是将来的计划。）谢谢您写了那本好书，等到预算允许时，我会去自己买一本的。

　　我很想恢复以前的健康体魄。在这方面，我要感谢您的理论，等我有了进展，我还会告诉您的。

祝您快乐，如果您愿意，我很乐意保持联系。不仅我自己迫切希望恢复健康，我妻子也一样，她还是个通过认证的草药医师。简单地说，我们全家都很关心我的健康问题。单是这一点，就让我更想重新过上正常的生活。

非常感谢！

基德和朱莉娅

尊敬的巴特曼博士：

感谢您从《朴实医学》杂志上转载的关于从代谢紊乱角度理解艾滋病的文章。

过去的一年中，我的生活经历了许多磨难。现在，我决定重视健康问题，善待自己的身体。我获得了健康科学硕士学位，这也可以帮助我更好地了解自己的情况，并与他人交流。营养学理论关注的一个重要问题，也是您研究的核心，就是水、锻炼和蛋白质摄入对健康的作用。

随着我的研究逐步深入，我开始应用您的理论指导我的生活，这让我的生活质量有了明显提高。我精力旺盛，睡眠良好，心平气和，而且体重开始下降，双腿的浮肿症状也有所好转。

向您致谢！请相信，我会尽我所能，努力把您关于喝水的理论介绍给大众。

亲切的问候！

詹妮

尊敬的巴特曼博士：

您好！

您的工作太棒了，请千万别停下来！

荒谬之处在于"喝水保健"的好处是如此明显，我们本应根本用不着别人提醒——但我们确实需要！

我自己开了家公司，烦扰我的不仅包括经常性的疲劳和粉刺，还有肥胖——我每天坐办公室的时间太长了。我过去总把这一切都归结于公司创业阶段的各方面压力。当时在办公室里，最常用到的设备要数茶壶了，我每天都要喝多达8杯的浓茶。

在书上读到您的水盐疗法后，我立即出去买了一升矿泉水。改掉喝茶的习惯花了一些时间，但现在，就算我偶尔想喝一杯，也是那种专门去除咖啡因的茶叶。我坚持每天喝1.5～3升水，这样过了一个月时间，我就不得不去买新衣服了，因为旧衣服全都变得太大了！我的衣服号码足足减小了两号！我的精力增加了整整一倍，集中注意力也变得更容易了。我的皮肤也很好，很有光泽！

我认识一些人，他们总抱怨减肥是一件困难的事，其中一位还经常浮肿。他们都有大量喝茶的习惯。前几天，我告诉他们：我要向你们推荐一种药，可以让你们精力充沛，身体健康，不仅能轻松减肥，还能消除浮肿，而且完全免费。你们会接受吗？"当然啦！"他们回答。我就把水盐疗法介绍给了他们，可他们却说："不行，我不喜欢喝水！"啊，就是无法说服他们！

不管怎么说，我对您的工作充满感激！希望更多的人能理解和接受您的理论！

西登斯

亲爱的巴特曼博士:

最近3个月,我每天坚持喝3~4升纯净水,结果不知不觉减了15公斤。我没有节食,只不过改变了用餐习惯,改以健康食品为主。(当然,偶尔也会叫份汉堡、油炸薯片和洋葱圈!)我变得精力充沛,每天都进行锻炼。嗯,我并没有完全戒掉啤酒,但再也不会一天喝两三瓶了,差不多一周一瓶,这一切都太容易了!

水真是维持身体健康的一剂良药!

纳什

巴特曼博士:

1995年,我在打橄榄球时脊柱严重受伤。在那之前,我几乎离不开可乐、咖啡和茶这类咖啡因饮料。因为受伤,我开始向上帝祈祷。宾州派克维尔的苏医生向我推荐了您的水盐疗法,于是我戒掉了咖啡因饮料。结果呢?简直不可思议——我减掉了45公斤!

坚持喝水5个月后,我的症状都消失了,再也不用每天服用各种药片了。我开始练习柔道,还在一次全国摔跤比赛中夺得了亚军。

我妈妈说:"这真是个奇迹!我无比感谢苏医生对我儿子的同情和帮助,让他重获新生;也要感谢巴特曼博士发明了水盐疗法,他为全世界做了一件大好事。"

马修

巴特曼博士:

首先要感谢您的磁带和读物。我们采用水盐疗法已经3个月了。的确有很多变化,一开始还是潜移默化式的,后来就越变越明显了。

例如，珍妮和我分别减了 3 公斤、4 公斤。

珍妮的脸颊上又出现了酒窝，原先只因为赘肉，她的酒窝几乎已经看不出来了。现在，我们俩都感觉充满活力，面对压力的表现比过去好多了。珍妮每隔一天就要散步 3 公里左右，丝毫不会感到疲劳。

我们把水盐疗法的秘诀告诉了一个女孩儿。她因为胸部疼痛，一直服用"夜樱草"药片。她停止服药，开始大量喝水，这样过了 7 天，她的生活完全变了样，疼痛再也没出现过。

谢谢我们的医师，更要谢谢您，您的伟大发现真是人们的福音。

祝您生活愉快，工作顺利！

菲尔·格利莎菲

注： 下面的信会向你展示，均衡的水分摄入可以让人体在许多方面达到健康的均衡，比如体重。

巴特曼博士：

2 月 12 日，医生打电话来告诉我，血液测试表明我患了 2 型糖尿病，我的血色素计数高达 7.3，体重 158 公斤。第二天，我开始了水盐疗法，每天喝 5 升水，并在每天的饮食中增加了 20 克盐分。7 月 2 日，我又做了一次血液测试，结果如下：

参数	2002年2月12日	2002年7月2日
体重	158公斤	134公斤
体脂	288	138
胆固醇	247	189
血糖	191	108
血色素	7.3	5.4

这段时间，由于背痛问题，我完全没有进行过锻炼。所以，这些改变完全是水盐疗法的功效。现在，我正准备尝试您发明的背痛缓解练习，我期待同样显著的效果。如果没有水盐疗法，这些改变根本不可能实现。现在我逢人就说，我掌握了水的神奇功效。再次感谢您！

约翰

肥胖：糖尿病的先兆

我来解释一下脱水与糖尿病之间的关系。胰脏在人体水分的分配方面起着关键作用。你需要理解相关的生理机制，才能明白为什么大多数肥胖人士最终都会患糖尿病。

胰脏

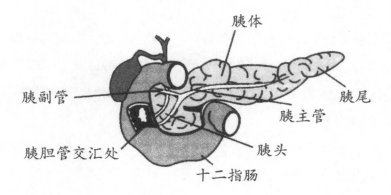

图4-1：胰脏位于胃部和小肠起始部分之间。胰脏能够合成胰岛素，以及随胰液进入小肠，催化食物成分分解的消化酶。

胰脏的特殊位置使得胰液中溶解的酶和重碳酸盐能够随同胃中的酸性成分一起进入小肠。与胃液的强酸性相反，胰液呈碱性，并有极强的流动性，使小肠中的消化过程得以在碱性环境中进行，从而让食物成分得到充分水解。只有当胰脏有能力中和全部胃酸，并为食物消化过程提供充足的水分时，胃的内容物才会排入小肠。

胰脏中有许多由 β 细胞团组成的"孤岛"，这些结构称为胰岛，能够合成胰岛素，并将胰岛素释放到血液中。胰岛素的作用是打开人体细胞膜的"食物入口"，使血糖和氨基酸同水分一起进入细胞。如果人体陷入脱水状态，胰岛素分泌的数量就会跟着减少，这会使水分和其他营养物质无法滤入身体其他组织的细胞。这样一来，更多的水分可以通过血液循环系统进入胰腺内，产生出水化重碳酸盐溶液。与此同时，如果胰岛素的数量越来越少，不足以让充足的水分和营养物质进入细胞，细胞就开始萎缩和死亡，这正是糖尿病引起的衰退过程的生理机制。

发生在约翰身上的就是这样的问题，正如他在信中说的，喝水就可以解决这个问题。

1 型糖尿病的发病机制要复杂得多，但同样也是脱水的结果。它与人体缺乏水分和营养物质时的细胞吞噬作用有关。1 型糖尿病患者同样可以通过大量喝水以减少对胰岛素注射的依赖，并减轻或消除糖尿病的许多并发症状。

注：引述以下的信件不是为了证明水的减肥功能，而是为了阐明水对健康的重要作用。

巴特曼博士：

　　我要感谢您发现了水的惊人疗效，尝试您的理论只有两个星期，我的情况已经得到了很大的改善。过去我每天喝4大瓶可乐，只喝0.5～1升水，还要吃许多巧克力。直到在电视上了解到您的理论后，我才意识到可乐对身体的危害性。

　　第二天，我就足足喝了2.5升水，还加了10克盐。我把喝可乐的量降到了每天两瓶，因为长期喝可乐的习惯已经让我上了瘾，很难一下子戒掉。原先，我非常神经质，一件小事都能搅得我心烦意乱。我的睡眠质量很差，关节也常常疼痛。我的心脏也不好，只要上几层楼梯或是进行一点点体力活动，就会气喘吁吁。我有窦组织头痛，尽管每天都吃止痛片，却完全没有帮助。我女儿刚刚大学毕业，搬回家和我一起住，我却没法习惯和她同住。家人和朋友都很担心，因为我的自控能力越来越差。

　　水盐疗法的功效让我惊讶不已。我完全恢复了过去的心平气和，跟家人和朋友的关系也改善了不少。我的变化让他们很高兴，他们也都开始试着多喝水！我不仅完全没有节食就减掉了两公斤，而且感到精力充沛。这不是过去那种一时性的"精力过剩"，而是长时间的精力充沛——我每天夜里工作到12点都不会觉得疲劳。而当我终于感到疲劳时，便可以安然入睡，不会再因为心烦意乱而合不上眼。过去我从不感觉到渴，喝可乐主要是为了提神。现在，我会因为感觉到渴而主动去喝水，再也不用强迫自己喝水了。我准备继续坚持，彻底摆脱可乐和止痛片。我从网上订购了您的磁带，还把磁带借给了3位情况和我差不多的朋友。我会把他们的情况转达给您的。

莫尔斯

亲爱的巴特曼博士：

我很高兴能够坐下来，细细整理生活方式的改变对我造成的影响——无论是工作方面还是生活方面。

我是在公司里最初接触到《水是最好的药》（磁带版）的。我在阿瓦尼公司担任员工协助项目经理，公司执行总裁迪克·希利认为，我有必要了解水对健康的积极作用。迪克还为我订了别的一些相关书籍和磁带。

听过磁带之后，我决定立即尝试。从 6 月 10 日起，我坚持每天喝 7 ~ 11 升水。我的改变如下：

· 减肥 20 公斤。
· 血压恢复正常，再也无须服用降压药了。
· 皮肤变得光泽而富有弹性。
· 平足不治而愈。
· 哮喘程度有所减轻，服药的剂量也下降了。
· 腰痛彻底消失。
· 糖尿病症状基本消失。

我彻底戒掉了您书中提到的所有利尿性饮料，也不再受这些饮料的诱惑了。

期待着在 12 月的会上能同您见面。

杰文斯

注： 每天喝 7 ~ 11 升水的做法我并不推荐。喝水的量过大，可能会造成体内矿物质的流失。请按本书最后一部分推荐的量安排饮水。

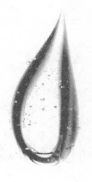

第二部分

抑 郁 症

抑郁症的化学原理

脱水对感觉的影响

人体处于脱水状态时，尽管细胞仍能通过细胞膜的过滤系统得到一定的水分，但这些水分不足以支持正常的能量代谢。大脑的水分供应短缺会对感觉产生影响，这些影响就形成了干渴感。以下就是干渴的一些征兆：

干渴的征兆：

· 疲劳

· 精力透支

· 烦躁易怒

· 焦虑

- 沮丧

- 抑郁

- 感觉难以胜任工作

- 头昏脑涨

- 过度渴望

- 广场恐惧症

图 5-1：这份图表描述了抑郁症的早期症候。记住，过早疲劳可能是抑郁症形成的标志。如果你每天早上都感到疲劳，不想起床，那就说明你的身体严重脱水，以至于大脑拒绝承担一整天的生活压力。马上补充水分，不要等到抑郁症完全成形才采取行动。

抑郁症是什么

夏天最热的时候，如果你忘记给草坪浇水，草可能会因为"枯草症"而死亡。首先草叶会枯萎，接下来叶子的一部分会开始发黄，最终变成褐色。如果你对这些"症状"视而不见，那么整院子的草坪都有可能死亡。而如果你始终没有意识到，这种情况其实是不浇水导致的，你就会想到向"有关专家"求助。由于"有关专家"的咨询费用不菲，你会对他们所说的每一个字深信不疑——即使他们告诉你，你的草坪死亡是因为基因问题。

于是，你别无选择，只能花钱雇人把整院子的草都连根挖掉，改种新品种的草坪。当然，你肯定不会忘了给新种的草坪浇水。你会形成这样的印象:"有关专家"真是什么都知道。你根本不会想到,院子里原来的那些草也需要浇水才能成活。

早期的抑郁症可以比作脑细胞得了"枯草症"。缺乏有规律的喝水习惯,用咖啡因饮料代替纯净水,都会导致这种情况。咖啡因是一种利尿剂,会导致人体脱水。你的脑细胞无时无刻不需要充足的水分。大脑的85%由水构成,离了水就完全无法工作。抑郁症很像"枯草症"的枯萎阶段,不幸的是,你没法像重新种植草坪一样,彻底更换你的脑细胞——至少现在还不行。你唯一能帮助大脑中"草坪"的方式就是——给它浇水。

"抑郁症"这个名词,其实是对大脑脱水造成的功能缺陷的一种描述。脱水会对大脑的不同部位造成影响,这些影响分别被定义成了不同的病症,而由于"专家"们都喜欢咬文嚼字,脱水这一原本简单的问题被极大地复杂化了,甚至还催生了一个新的学科——精神病学。精神病学和心理学的区别仅仅在于:"心理学家"会努力说服你忽略本来存在的问题;"精神病医师"则会用各种医疗手段强迫你恢复"正常"。

你可能已经从各种药品广告中对精神病学有了一些基本了解。在衡量水对抑郁症的治疗效果之前,你最好能尽量理解水与血清素及其重吸收抑制物之间的关系。

人体中共有20种氨基酸,人体细胞用这些氨基酸合成蛋白质,用于组织结构的构建和各种生理活动。在这20种氨基酸中,有10种是人体能够合成的,称为非必需氨基酸,另外10种则必须从食物中摄取的,称为必需氨基酸。10种非必需氨基酸分别是丙氨酸、甘氨酸、脯氨酸、丝氨酸、半胱氨酸、天冬氨酸、谷氨酸、天冬酰胺、谷氨酰胺和酪氨酸。在这10种氨基酸中，至少有两种——半胱氨酸和酪氨酸，需要通过必需氨基酸制造。半胱氨酸的制造需要蛋氨酸，酪氨酸则需要苯丙氨酸。

人体能够合成一部分组氨酸，但合成量有限，远远无法满足儿童和老年人对组氨酸的大量需求。因此，组氨酸也应算作一种必需氨基酸。

10种必需氨基酸按照对大脑的重要程度排序，分别是组氨酸、色氨酸、苯丙氨酸、蛋氨酸、赖氨酸、苏氨酸、缬氨酸、精氨酸、亮氨酸和异亮氨酸。

组氨酸是组胺的合成前体。组胺是一种神经递质，负责管理人体的水分和营养物质分配，包括干渴感的生成和人体各部分水分消耗的管理。从我们作为受精卵开始发育的那一刻起，组胺就一直伴随着我们：首先是"护理"受精卵，让它的体积增大，然后不断分裂形成胚胎，直至发育成新生婴儿。人在出生后，组胺更是发挥着不可替代的作用。在儿童的生长过程中，组胺是一种强效生长因子，其作用很像生长激素。与生长激素不同的是，组胺在成人和老年人的体内仍然发挥着重要作用，而生长激素在30岁后活性就会迅速消退。

儿童和老年人对组胺的需求量尤为庞大，因此，组胺的合成前体——组氨酸是不可或缺的。许多种神经官能症，如多发性硬化症，都是组氨酸代谢失调引起的。大部分心理问题都与组胺在水分分配方面的过高活性有关。

人体的脱水程度越严重，组胺就越容易取代水分的生理功能。如果人体细胞缺少充足的水分，不能维持离子泵的运转和细胞膜内外钠钾离子的浓度差，组胺就会刺激细胞释放能量，强行驱动泵蛋白，重新建立细胞内外环境的渗透平衡——这一点对脑细胞尤为重要。

在细胞缺乏自由水分和水电势能供应时，组胺就会自然成为能量管理物质。当人体缺水时，大脑必须在组胺的作用下才能维持生理功能。如果大脑长期缺水，不得不依赖组胺的作用，就会导致功能紊乱，这也就是抑郁症的形成机制。

组胺能够为细胞膜上的钠钾泵提供能量，维持细胞内外的离子浓度差。当细胞外的钾离子浓度升高到一定程度时，就会触发这一机制，这一点在脑细胞中特别明显。我认为，组胺是人体的一种应急措施，用于在缺少水分时坚持下去，直到找到水源。使用专门的抗组胺药物完全是愚蠢的，因为水本身就是最好的抗组胺药物。目前用于治疗抑郁症的药物制剂，其本质都是抗组胺药物。

另一种必需氨基酸——色氨酸，是至少 4 种神经递质和激素的合成前体：血清素、色胺、吲哚胺和褪黑素。这一转化过程可以在两种酶的催化下进行，其中一种只在分泌血清素的细胞中存在，另一种则在脑组织中广泛分布。色氨酸在大脑对身体感觉和生理功能的控制中起着关键作用。

血清素是人体许多生理调控机制的必需物质，缺乏血清素是抑郁症患者的主要特征之一。许多抗抑郁药物的作用机理都是通过减缓血清素的降解，延长血清素对神经末梢的作用时间。血清素的主要功能包括：

·调节人体的痛觉阈，产生痛觉缺失效应。

·调控生长激素的合成和分泌。

·调控血糖浓度。

·调控血压——血清素能够起到降压作用。

·血清素和色氨酸都能够控制食欲。前文提到胃动素时就曾注明，它和血清素的作用机理是一样的。血清素同样能造成饱足感。

·血清素和色氨酸能够控制人体对盐分的摄入，而组胺则控制钾的摄入和人体细胞对钾离子的吸收。

·血清素能够直接对细胞内钙离子的流动产生作用，从而影响神经传导。

·血清素的分泌能够抑制组胺的作用。

·当血液中缬氨酸、亮氨酸和异亮氨酸这三种氨基酸含量过高时，大脑会减少血清素的分泌。严重饥饿、脱水、缺乏锻炼等情况都能影响人体的蛋白质代谢，从而造成血液中这三种氨基酸含量的升高。

·血清素能够增强某些肌肉的收缩力。

·对血清素敏感的神经系统（血清素激活神经系统）是吗啡等镇静剂和LSD等毒品的作用区域。人们对毒品，包括咖啡因、可卡因等物质的上瘾，正是这些物质对血清素激活神经系统的作用引起的。

一些脑细胞可以把色氨酸转化为血清素，这种转化作用是即时发生的：脑细胞并不具有储存色氨酸的能力，而是将合成的血清素储存在微小的囊泡中，这些囊泡能够通过神经传导机制到达末梢神经，从而在神经激活时发挥作用。只有当大脑的色氨酸供应不足时（这种情况在抑郁症患者中很常见），神经系统才会发生血清素缺乏。

现在，你已经了解了脑细胞缺乏色氨酸可能导致的结果。20多年对水与人体痛觉调控之间关系的研究，让我总结出了一套预防血清素缺乏，从而预防抑郁症的有效办法。

水：天然的抗抑郁良药

水能够以各种直接和间接的方式维持脑组织中色氨酸的稳定供应，从而防止血清素缺乏。具体的作用机制如下：

· 人体处于脱水状态时，无法形成足够的尿液有效地排出体内的代谢废物和细胞中的酸性物质。为了中和细胞中的酸性，人体需要分解一些氨基酸，以维持偏碱性的内环境。这些氨基酸被称为抗氧化剂。色氨酸、酪氨酸、半胱氨酸、蛋氨酸等氨基酸都是抗氧化剂。而当色氨酸被过度消耗时，人体的血清素分泌就会受到影响。

· 大量喝水，让尿液呈现无色透明状态，不仅可以充分排出体内的代谢废物，还能自动维持细胞内的酸碱平衡，从而节约宝贵的氨基酸。因此，充分地排尿（不是靠利尿剂、咖啡因或酒精的作用，而是通过喝足够的水），能够很好地预防抑郁症。

· 任何物质要通过血脑屏障进入大脑，都需要专门的输送系统。色氨酸与另外5种氨基酸使用同一套输送系统，这5种氨基酸分别是缬氨酸、亮氨酸、异亮氨酸、苯丙氨酸和酪氨酸。色氨酸通过血脑屏障的速率，取决于血液中这5种氨基酸的相对浓度。

· 严重饥饿、脱水和缺乏锻炼时，血液中缬氨酸、亮氨酸和异亮氨酸的浓度会上升，从而抢占输送系统的可利用空间，使大脑的色氨酸供应减少。如果长期脱水和缺乏锻炼，大脑分泌血清素的能力就会降低。

·缬氨酸、亮氨酸和异亮氨酸都是高能氨基酸，能够作为能量物质在脑细胞和肌肉组织中水解。经常锻炼可以让肌肉把血液中多余的这3种氨基酸分解掉，形成一种肝脏可以利用的中间体，最终为大脑提供糖分。这样会使血液中这3种氨基酸的含量降低，从而为色氨酸提供更多通过血脑屏障的机会。

·这一机制也可以增加脑细胞的酪氨酸供应，从而增加多巴胺的分泌。多巴胺能够与血清素配合，增强人的目的性和动机性。因此，经常锻炼是预防抑郁症的有效措施。

·喝水还能通过另一种机制增加脑细胞的血清素分泌，这种机制太过复杂，在本书中无法展开讨论。简单地说，色氨酸对热非常敏感，而水能够在细胞膜处产生大量的热，加速色氨酸通过细胞膜的过程。这一作用对色氨酸通过血脑屏障十分有帮助。

在热的作用下，色氨酸同血液中的运输蛋白分离，同大脑毛细血管壁上的运输蛋白建立连接。大脑毛细血管壁上的运输系统能够更有效地将色氨酸输送给大脑。在大脑中，色氨酸会转化为血清素、褪黑素、色胺和吲哚素——这些都是人体的主要生理调控物质，能够控制人的感觉和情绪。

水不仅可以产生热量帮助色氨酸通过血脑屏障，还能通过一系列间接作用，加速色氨酸进入脑细胞的过程。总之，水是一剂天然的抗抑郁良药。

要预防抑郁症，就要避免身体长时间脱水，而要对已经形成的抑郁症症状进行治疗，则必须对脱水造成的代谢紊乱有更深刻的认识。当然，除了避免脱水之外，预防和治疗抑郁症还有很多方面需要注意，本书的最后三章会在这方面展开详细论述。

以上都是理论部分的介绍，下面则是一些具体例子。

水的惊人功效

记者先生：

几个星期前，我读了您对巴特曼博士的采访文章，文章让我印象深刻。我决定彻底戒掉咖啡因饮料。几个星期之内，我就感觉像换了个人！

我会把我身上发生的转变都告诉您。对我来说，最重要的转变不是生理上的，而是心理、感情和精神上的。

当然，生理上的转变也绝非不显著。我的体重下降了，过敏症消失了，精力比以前也旺盛了不少。但最让我心怀感激（同时也惊讶不已）的转变，还是困扰我多年的抑郁症和其他一些心理问题的彻底解决。我过去很敏感，对任何一件小事都可能产生过激反应。最小的挫折对我来说都仿佛天塌下来了一样。我甚至无法应付每天的生活，更别提额外的压力了。我变得特别容易发怒，甚至会无缘无故大动肝火，然后又会转入抑郁，十分恨自己，甚至恨不得马上死掉。我的人际关系几乎跌落谷底，我有好几次都打算自杀。我开始相信，自己一定是患了精神病。我向许多精神病医师和社会工作者求助过，但他们都没能真正改变我的感觉。我的情绪越来越不稳定，整个生活都蒙上了阴影。但是，当我开始按巴特曼博士的指导大量喝水时，这种阴影就逐渐消散了，我的生活中又充满了阳光。我能够心平气和、脚踏实地地找到生活的目标。快乐重新进入了我的生活。

我再也不会对每一件小事产生过激反应了，我的生活越来越轻松和快乐了。我不再觉得自己有什么不正常了，我可以抬起头，微笑着面对整个世界。

我不知道水盐疗法对其他人的情况能不能产生相同的功效，但正像人们说的，要是别的办法都不灵，尝试一下又有什么坏处呢？何况，一杯水是免费的。我上一次去看精神病医师的时候，45分钟的咨询花了我65美元！我认识的很多人每天喝的水还不到一杯。我坚信，多喝水对这些人一定会有好处。

十分感谢您，把您对巴特曼博士的采访公之于众。

卡西

注：从卡西的信中可以发现，她几乎出现了图5-1中描述的所有症状，而当她开始大量喝水时，这些原本由脱水引起的症状都消失了。

巴特曼博士：

我写这封信是为了告诉您，您的水疗理论的确给了我很大帮助。过去10年里，我一直患有慢性的心口灼热。我去看过许多医生，做过无数次检查，服用过数不清的药物，甚至动手术切除了胆囊——可这一切都没有用。我还患有抑郁症，尽管尝试过许多疗法和精神类药物，还为此住过院，却一直没有根治。我常去拜访一位顺势疗法医师，他帮助我解决过不少问题。有一次，他寄给我一份《濒危病人康复报告》（第3期），上面有您的文章。他还推荐我去买您的书——《水是最好的药》，说这本书一定会对我有所帮助。当时，我刚做过体检，正在服用几种强力药物，其中一些还有严重的副作用。

1993年8月24日，我开始大量喝水，平均每天至少12杯。我的情况几乎立刻有了好转。尽管心口灼热仍然会发作，但每次喝水之后，灼热感经过7分钟左右就会消失。尽管我仍然有些担心，但还是决定停止服药。过了一个星期左右，我发现我的抑郁感减轻了不少。这的确是个奇迹，过去我服用过不少抗抑郁药物，没有一种有这么好的效果。我过去每天都会头痛上一小段时间，现在头痛也不再发作了。我的皮肤变光滑了，精力也充沛了许多。总之，我感觉好多了！

过去，我花了不知多少钱和时间在看病上，可效果总是不理想。现在，我再也用不着服药了，心口灼热的发作频率也有所下降。开始水盐疗法之后，我遇到过几次压力很大的情况，都能从容应对。您书上介绍的另外几种方法，像"橘子汁疗法"，我还没有开始尝试，但我打算将来试一试。

我现在感觉自己好像完全变了一个人。坚持水盐疗法已经两个月了，疗效让我彻底打消了一切怀疑。我完全相信您的理论，并为此对您心怀感激。我把您的理论介绍给了很多朋友和同事，他们尝试后也觉得效果不错。1993年9月13日，我又去看了肠胃科医生，告诉她我的感觉好多了，还向她推荐了您的文章，她却不置可否。

一直以来我都对医生和医疗行业心怀不满——大多数医生根本不会过问病人的饮食情况。他们的治疗总是让人很痛苦，而且他们从来不会教人怎么照顾好自己。您的疗法不仅简单、成本低廉，而且真的很有效！当然，这对医疗行业是一种威胁，因为您的理论会减少他们的收入。

您的理论让我从失败、痛苦和药物副作用中解脱出来，还给了我健康的生活。十分感谢！

索菲

亲爱的巴特曼博士：

今天上午，又有一位朋友告诉我，她已经读完了您的著作——《水是最好的药》，并把书上的内容告诉了她的儿子，他患有两极性神经病和抑郁症。现在他正在采用水盐疗法，同时进行轻度的心理治疗，但是不再服用药物。现在，他的状况很好。我女儿过去夜里经常小腿抽筋，但采用了您的疗法之后，这几个星期来她再也没抽过筋。我自己的感觉也很棒，再也不会打喷嚏了，睡眠质量也很不错，特别是当我临睡前含服一点儿盐的时候。

珊德拉

亲爱的巴特曼博士：

我正在采用您的水盐疗法，效果真的很棒！我每天都要重读您的著作——《水是最好的药》，您的新理论对许多种疾病的发病机制都有很合理的解释。

现在，我变得精力充沛，思维也越来越清晰了。我的生活幸福感正在与日俱增。

10年来，慢性疲劳综合征和抑郁症一直让我苦不堪言。现在，您的理论让我摆脱了它们的羁绊。我十分感激您的智慧和勤奋，您的工作对全人类和科学界都是极大的贡献。

我打算订购一整箱您的书，散发给受到各种疾病困扰的亲朋好友。

祝您健康长寿，研究顺利！愿全世界都能知道您的理论！

再度致谢！

戴希　哲学博士

亲爱的巴特曼博士：

我们究竟要"听说"一条真理多少次，才能意识到它的正确？幸好，造物主没有放弃我，我最终没有同真理擦肩而过。

6月13日，我们的车被别人追尾，杰克和我都受了伤。我当时正扭着身体看后面的车，所以臀部狠狠扭了一下。当时并不很痛，但3天后，我开始痛得死去活来！我找过指压师、按摩师、针灸师……暂时缓解了疼痛。有趣的是，他们都告诉我："多喝水！"可惜，我当时并没把疼痛和喝水联系起来。我拼命吃止痛片，还有布洛芬，还要天天冷敷热敷……

真是痛苦！直到10天前，报上刊登了一位按摩师的文章，介绍您的理论——关于脱水和疼痛之间的联系。第二天一起床，我就灌下了整整1升水，那一天总共喝了3升多。这样过了3天左右，我的疼痛开始减轻了。我过去尝试的各种疗法都只能暂时缓解疼痛，还从没像这样减轻过。

坚持喝水5天后，我已经基本不痛了！第6天，疼痛彻底消失了，之后再也没发作过——完全是水的功效。我的体重还减了几公斤，尽管我既没节食，也没加强锻炼。

我的抑郁症烟消云散，我完全恢复了过去的健康活力。我准备把水的神奇功效告诉尽可能多的人！

珍妮

注： 下面这封信是我 9 年前收到的。写信的这位老人现在很健康，他正在努力用水盐疗法的理论帮助其他离退休中心的老年人。他很受欢迎，因为他介绍的做法的确有效。

亲爱的巴特曼博士：

我是 1995 年 8 月开始读您的著作——《水是最好的药》的。您的工作揭示了水对人体的重要性，我对此永远心怀感激。其中，有关抑郁症的一章，解决了困扰我 10 年的抑郁问题。

按您书上说的，我每天喝 6 升水（约 8 大杯），再补充 10 克盐分（约半汤匙），治好了我的抑郁症。我有点儿胖，所以按照您说的，把每天喝水的量增加到体重的 1/32，以维持细胞的水分供应，同时坚持盐分的补充。

我已经 68 岁了，退休前是搞化工专业的。我是 1985 年开始患上抑郁症的。我妻子是个诊所护士，她于 1984 年去世。1985 年，我从所在的石化公司提前退休。这些事件都给我的生活带来了极大的压力，从而导致我的身体脱水。此外，因为受到一些宣传材料的误导，我开始采用低盐饮食。所有这些因素加在一起，就是我患上抑郁症的原因。

现在我知道，大多数的抗抑郁药物同时也是利尿剂。当初每次服用完抗抑郁药物后，我都会觉得口干舌燥，随之而来的则是强烈的焦虑感。这种焦虑其实是身体缺水的征兆，而我因为不了解这一点，就开始服用抗焦虑药物。《内科医师手册》上对这种做法有一个恰如其分的概括——自杀。服用抗抑郁和抗焦虑药物的间隙，我经常会突然无缘无故地想到死。还好，我一直都没有勇气迈出自杀的那一步。最终，还是水盐疗法拯救了我。

现在，我已经有一年多没有服用过任何药物了。1995年12月，我通过了健康测试，拿到了飞行员执照。体检还显示，我的视力比往年提高了不少。我相信，这是眼部细胞得到充足水分滋润的结果。现在我看书再也用不着眼镜了。

祝愿您的研究成果能帮助更多的人走上健康之路！

科特尼·迪德尔 化学工程师

亲爱的巴特曼博士：

我写这封信给您，是为了表达对您的研究工作以及您的著作——《水是最好的药》的无比感激。您的书不仅条理清晰，逻辑严密，而且的确给了我实质性的帮助。

在读您的书之前，尽管我的健康状况还算不错，没有什么生理上的疾病，但却经常会突然感到无比的抑郁。这种突发的抑郁没有任何征兆，发作严重的时候，我几乎什么事都没法做。

我尝试过许多不同的疗法，包括针灸、顺势疗法、中草药、西药、指压按摩、声色疗法、维生素、必需脂肪酸、光照疗法、直肠清洗、臭氧疗法、冥想、心理辅导、体育锻炼，等等。我戒过酒、咖啡因饮料，尝试过素食主义，甚至进行过禁食治疗。

在所有这些疗法中，只有光照治疗和抗抑郁药物对我的抑郁症能够起一些作用。现在我仍然喜欢晒太阳，但已经不再服用抗抑郁药物了，一方面因为副作用严重，另一方面也是担心上瘾。

我读《水是最好的药》是差不多3个月前的事，自那时开始，我就坚持每天至少喝8杯水。现在，我的情绪有了明显的改善，抑郁症的发作次数也少多了。当然，我仍然有感觉沮丧的时候，但总体上来说，我的状况变好了不少。我现在很有幽默感，也能乐观地看待问题。我还注意到，哪怕只是一天不喝水，都会对我产生很大的消极影响。

感谢您的工作，以及您在大众宣传方面所做的努力。尽管我没法评价喝水对其他疾病的作用，但我的亲身体验完全可以证实：水对抑郁症的确疗效显著。

克雷布

注：以下内容摘自某网络论坛，希望原作者不会介意我的转载。

我认为"泌尿先生"（我不会称他"医生"）根本不知道自己在说什么。尽管我没有医学文凭，但我完全可以告诉你，他的话完全是谬论连篇。水中毒主要见于铁人三项运动员、马拉松运动员和军人，只有在短时间内大量饮水（一般需超过4升）才会发生。这样会打破人体的钠离子和矿物质平衡，从而导致恶心甚至猝死。如果"泌尿先生"真读过巴特曼博士的书，他就应该知道，巴特曼博士建议在大量喝水的同时适当补充矿物盐分，这样做正是为了预防水中毒。

我每天严格按体重的 1/32 喝水，另外每喝 1 升咖啡因饮料还会再补充 1.5 升水。以下就是水在我身上的功效，不管你是否相信，我反正没有理由说谎。

· 抑郁症消除

· 精力充沛

· 睡眠质量上升

· 皮肤恢复光泽和弹性（很多人都夸我的面部皮肤变好了）

· 更加积极向上的心态

· 尿液透明澄清

· 排便正常

· 腰痛消除

· 全身关节疼痛减轻

· 尺骨神经疼痛减轻（我的尺骨受过伤）

· 食量下降

· 不易疲劳

· 干渴感恢复（我不会再在身体需要水的时候却去吃东西了）

· 心口灼热感减轻

这些功效中，最重要的当然是抑郁症的消失，这一点简直让我难以置信。我彻底告别了抗抑郁药物，因为现在我明白，药物的作用是短期的，它只能帮你挺过一阵子的痛苦，但是并没有任何长期疗效，更不用提各种严重的副作用了。

喝水绝对是你能为自己做的最好的事（排在第 2 位的是健身锻

炼和心血管保健操）。我可以向你保证，只要你建立正确的喝水习惯，你的健康状况和精神状态绝对会大有改善。关于良好心态对健康的促进作用，可以找威尔博士咨询。

感谢巴特曼博士！您真是我的救命恩人。希望您的理论能被更多人了解。我的不少朋友都告诉我，您的水盐疗法让他们感觉好多了。他们之前还半信半疑，看到在我身上发生的转变以后，他们才决心尝试一下。

再度致谢，您真的改变了我的生活。

原帖作者：亨利（加州，旧金山）

注：以下的信是一位护理工作者写来的，他现在每天都用水盐疗法治疗病人。他的故事很有趣：

亲爱的巴特曼博士：

我早就想写这封信了！

1973 年，我的溃疡性肠炎被误诊为直肠癌，所有的治疗完全无效。自那时起，我就一直在努力探索营养和健康之间的关系。我认为，尽管科学研究的结论可能很有帮助，但我们不应用这些结论替代自己的亲身体验。感谢您鼓励人们通过合理的营养调配，对自己的健康负起责任来。

我最初认识到长期无意识脱水和疾病的因果关系时，感到非常震惊。即使在天然营养调理的课程上，我学到的也是：煮熟的谷物、蔬菜和新鲜水果中含有足够的水分，一般情况下不需要特意补充水；

水会稀释消化液，减弱肠胃的消化能力；喝水还能导致肾虚。这些理论是多么错误啊！在过去 30 年中，我的体重都在 90 公斤以上。尽管我平时只喝矿泉水和提纯自来水，但每天的量一般不超过两杯。现在看来，我那时的水分摄入可以说是严重不足。

我的身体渴望更多的水分和盐，可是我不知道怎样解读身体的这种渴望。肠胃不适、疲劳、皮肤干燥、焦虑、抑郁症、肾脏结石——这些其实都是长期脱水的表现，我却一直浑然不觉。更重要的是，因为我自己意识不到脱水和健康之间的关系，我也无法对别人解释这种关系。幸好，这一切在 7 年前都彻底改变了。

在我的焦虑症和抑郁症并发的严重关头，别人向我推荐了您的第一本书——《水是最好的药》。读完第 5 章"压力和抑郁"之后，我想：为什么我以前从来没有读到过这方面的内容？您的所有解释都十分合情合理。几天后，我给您打了电话，您建议我测量自己每天的水分摄入和排尿量，同时要我每天按体重的 1/32 喝水，再适当补充盐分。这是我一生中最重要的一堂课。

在您的指导之下，我只用了 21 天的时间，就告别了困扰我两个多月的焦虑和抑郁。

读到您的著作之前，我的焦虑和抑郁症反复发作了 20 多年。之前的 3 年（1994—1996 年），我还 3 次患上了肾结石。

自 1997 年 3 月开始采用水盐疗法以来，我的焦虑症和抑郁症就再没有发作过，再也没患上过肾结石。我知道，这些疾病都是我长期无意识脱水的结果，是合理的喝水习惯帮助我摆脱了它们。

世界上再也没有比水和盐更简单有效的药物了！我们保持健康、维持生活质量的最简单方式，就是补充足够的水和盐分，维持身体细胞充足的水分供应。对健康来说，再也没有比水和盐更重要的物质了。水盐疗法绝对是最佳的保健方案！

30 多年来，我尝试过各种各样的保健疗法——自然疗法、选择疗法和整体疗法，这些疗法或多或少都有一些作用。水盐疗法则能够把这些疗法的作用联系在一起。当人体每天都能得到充足的水分供应时，其他的保健疗法就能充分发挥效力。水盐疗法补上了我作为一名营养学家，多年来一直苦苦求索的"关键环节"。现在，在我的营养培训班上，我最先介绍的就是水盐疗法。请告诉您的读者们，我十分欢迎他们随时通过电话或邮件与我联系。我愿意把宣传您的理论当成我毕生的事业。水盐疗法不只是"有用"，它完全是一个奇迹。

感谢您的研究工作，您是当代保健研究和教育领域的先驱。无知的确是人类一切痛苦的根源，而教育——像您所做的那样，则是我们能得到的最好拯救。

拉塞尔·马里雅尼

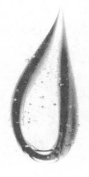

第三部分

癌　症

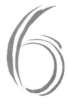

为什么是我

　　我在 1980 年发现水在止痛方面的功用时就意识到，水在医学上是一种不可思议的物质，值得深入研究。24 年来，尽管我专注于对脱水的分子机制进行研究（这些研究已经催生了一个新的分支学科），我仍然认为水是一种不可思议的物质，对水的医疗作用的研究仍然远远不够。幸运的是，我的研究结果已经足够成熟，禁得起推敲，也可以安全地向大众推广。以下就是我在脱水与癌症的联系方面得出的一些结论。

　　我最初是在 1987 年希腊的一次癌症国际学术会议上发表这些结论的，之后又在 1987 年 10 月的《抗癌研究》杂志上发表了相关论文（标题为"疼痛：亟须改变的认知模式"，《抗癌研究》杂志第 7 期 971 ~ 990 页。全文转载于 www.watercure.com）。

　　我的新理论引起了欧洲一些专家学者的兴趣。我受邀参加第 3 届国际炎症与免疫调节跨学科会议，并在会上宣读了我关于"组胺在人体水分调节中的作用"的论文。1989 年，我在蒙地卡罗的研究会议上做了相关报告。报告论文的摘要部分，已被收入会议摘要集。

可以说，我的发现——长期无意识脱水与癌症等疾病之间的联系，已经为科学界所接受。临床实验进一步验证和扩展了这些发现。

脱水（不是传统观念中细胞周围环境的水分缺失，而是细胞内部长期性的严重脱水）与人体近100种或轻或重的疾病都有直接关系。前文已经解释了脱水同肥胖症和抑郁症之间的联系。在这一部分中，我会试图以尽量浅显易懂的方式讲解，为什么癌症同样也是脱水的后果。为了激起你的好奇，同时也证明水盐疗法对癌症的疗效，我在此转载了帕特里克寄来的一封邮件：

巴特曼博士：

我要感谢您。我刚刚接到了前列腺切片的检查结果，检查显示我的前列腺完全没有癌症的迹象。医生曾警告我，我的前列腺血试值偏高，自由因子值则极低，这很可能表明我得了癌症。因为我一直坚持水盐疗法，这让我很失望。现在我知道，水盐疗法的确有效，感谢您的支持。我会更加严肃地看待此事，坚持每天喝3升水。

帕特里克

现在，让我们看一看，水是如何预防癌症的。

癌症为何能致命

癌症是一种在人体器官中形成的"自私的"、侵略性的病态组织。癌组织会破坏器官的原有界线，迅速入侵全身，从而引起人体正常生理功能的崩溃，最终导致生理衰竭而死亡。癌细胞和正常细胞之间有什么区别?

癌细胞

1. 更加原始,具备"自私"基因。

2. 厌氧——对氧的需求极低。

3. 在一些细胞培养基中表现出干细胞特质。

图 6-1:癌细胞的特性。

　　人体的正常细胞在发育过程中,会产生复杂的交流机制,在细胞膜上形成各种受体和感受器。这些受体和感受器能够协调细胞的活动,使之与人体的其余部分一致,从而使细胞和人体生理环境成为一个整体。

　　其中一种感受器负责通过感受周围细胞的存在,控制细胞的体积和形状,使细胞不至于过度膨胀。由于细胞膜受体系统和细胞自身基因的协同作用,细胞之间得以保持合适的距离。处于这种"社会生活"中的细胞不是"自私"的,不会侵犯附近其他细胞的生存空间。癌细胞则丧失了这种"社会性",它们会聚集成团,破坏细胞之间的正常边界,侵犯附近组织的空间。细胞膜受体逐渐丧失功能,直至形成癌细胞的过程,称为"受体失调"。后文会解释受体失调与细胞脱水之间的关系。癌细胞是厌氧的,只能在低氧酸性环境下生存，而脱水正好会产生这样的环境。而在癌细胞滋生的区域，血液循环会受到阻碍，新陈代谢产生的酸性废物无法及时排出体外，氧气的供应也严重不足。这样就更加快了癌细胞的滋生，从而形成恶性循环。

癌细胞具有干细胞特质，也就是说，它们仍然保留着重建受体系统、特化成正常细胞的能力。

人体的癌症控制系统

脱水使人体内产生有利于癌细胞形成的生理环境。

多个生理系统紊乱：

· DNA 受损；

· DNA 修复系统的效率下降；

· 受体失调；

· 免疫系统受到抑制。

图 6-2：当人体缺水时，许多重要的癌症控制机制都会受到阻碍。

总之，细胞膜受体能力的丧失能够导致正常细胞变成原始而"自私"的、只能在低氧酸性环境下生存的病态细胞，这就是癌症的最初状态。不过，单个的癌细胞要分裂增殖，形成癌肿瘤，必须破坏人体的另外 3 种主要的调控机制。也就是说，癌症的最终形成需要多个生理系统陷入紊乱。接下来我会解释：为什么长期无意识的脱水是这些问题的根源。

没有任何一个单独的因素——一个粒子、一种致癌物质、一个外在因素，比如光照，能够导致癌症的形成和扩大，但除了一种情况——脱水。癌症是人体数种主要调控机制严重紊乱的结果。只要这些调控机制还有一种在正常运作，癌细胞就无法在人体内存活。

DNA损伤：癌症形成的必要条件

人体有上千亿个细胞，这些细胞的生存都离不开水。尽管人体不同部位的细胞都拥有相同的基因，却会分化成不同的组织和器官，以执行多种多样的生理功能。人体有着复杂的水分利用和调控机制，这也是任何陆生动物得以生存的前提。传统医学对水在人体中的功能并不明了，他们只是在商业利益的驱动下制造各种暂时缓解症状的药物，却从不深入探寻这些症状的成因。

新的医学理念认为，疼痛是产生疼痛的部位缺水的表征，是人体对严重缺水的一种极端反应。正如干旱会威胁到植物的生存一样，人体内部的"干旱"会威胁"干旱"部位细胞的生存。可以这样说，当人体因为这种"干旱"而无法及时排出有害的代谢废物时，疼痛就是"干旱"部位细胞的求助信号。幸好，人体的水分分配机制可以在一定程度上调有余而补不足，为这些部位补充一定的水分，使细胞不至于因缺水而死亡；但如果得不到外来的水分补充，疼痛就不会消失。

疼痛的产生机制很简单。当某个部位的水分循环不足以及时排出有毒废物和酸性代谢产物时，该部位的酸度就会升高，达到某一阈值（足以伤害到细胞 DNA 的程度）时，神经中一种对酸敏感的物质——激肽原，就会转化成激肽。

激肽就是造成疼痛感的物质。通过神经传导，激肽生成的信号会到达大脑，大脑把这一信号翻译成疼痛，以引起人们的注意。大脑同时也会中止疼痛部位的大部分生理活动，直到人体得到充足的水分供应，充分恢复疼痛部位的水循环为止，这就是炎症的产生机制。

人体不同部位的疼痛主要是这些部位缺水的表现。心口灼热（肠道上部疼痛）、肠炎性疼痛和便秘是人体最常见的疼痛，同时也是胃癌、食道癌、结肠癌和直肠癌的先兆。胰脏能够通过制造一种低黏度的重碳酸盐溶液，并将这种溶液注入小肠上部，优先向肠道供应水分。这种溶液偏碱性，能够中和胃酸，并对肠壁起到洗涤作用。上文已经解释过，胰岛素的分泌会受到胰脏水分供应的影响。

当人体进入脱水状态时，胰岛素的分泌会减少，这种状态持续下去，就会形成糖尿病。注射胰岛素会使血液中的水分伴随糖分一起进入细胞，而如果人体没有得到及时的水分补充，这种作用就会削减大脑的水分供应，对大脑的正常工作造成严重影响。

我认为，胰腺癌的产生和脱水有关，而 1 型糖尿病（一种自身免疫性疾病，需要注射胰岛素）也是脱水的表现之一。事实上，所有的自身免疫性疾病都是由脱水引起的。脱水引发癌症的现象在具有分泌功能的组织中最为常见，如肠道、乳腺、胰腺等。

与脱水有关的疼痛还包括：

· 指关节、臂肘和膝关节的关节炎痛。

·颈背痛。

·偏头痛。偏头痛是大脑开始缺水的信号，如果不加重视，最终可能导致大脑功能失常，引发脑瘤和脑硬化、帕金森病、阿尔茨海默病等严重疾病。

·心绞痛。

·纤维性肌痛，即肌肉和肌腱中乳酸堆积引起的疼痛。

·多种其他疼痛。

补充水分是缓解疼痛的最好手段。可以说，水是天然的止痛剂。

目前，人们习惯用各种化学药物强行止痛，而对疼痛的真正发作机制漠不关心。疼痛意味着身体某些部位呈酸性，这很容易对疼痛部位细胞的 DNA 结构造成严重损伤。

医生们总是习惯机械地看待人体，对各种具体的疾病进行治疗，而不是寻找问题的根源。他们背弃了生理学的基本原理，只用化学药物进行暂时的止痛。止痛药并不能彻底解决疼痛产生的根源——酸性物质的积累，可这种酸性物质的积累对人体细胞 DNA 产生的伤害，已经不是医生考虑的范畴了。在医生的误导下，患者服用不同的化学药物，以缓解身体对水的呼唤。癌症其实也属于这种呼唤，它是生命处于单细胞阶段时，进化出的一种恶劣环境下的生存手段。

高血压是人体面临脱水时的自然反应。在脱水状态下，血液的渗透压会增高，从而使水分难以进入细胞。血压的升高可以对抗渗透压，从而帮助水分进入细胞。许多降压药物本质上都是利尿剂，服用这些药物只会加重脱水的程度，从而形成恶性循环。

水才是最好的利尿剂，也是最好的降压药，可惜人们并没有意识到这一点。

DNA修复系统的效率下降

正常情况下，肾脏能够维持人体体液的酸碱平衡，前提是有充足的水分供应以形成尿液。人体细胞内的 pH 值一般维持在 7.4 左右，偏弱碱性。当人体进入脱水状态时，排尿量会下降，肾脏调节酸碱平衡的能力会受到影响。一些细胞中的酸性物质无法及时排出，而是在细胞内堆积，逐渐蚕食细胞的精密结构，导致 DNA 受损。当酸性物质对 DNA 造成的损伤速率超过 DNA 修复系统的工作效率时，DNA 的结构就会发生变化。

同时，当脱水影响了关键细胞的营养物质供应时，人体就会释放一些储存的养分作为应急。在这一过程中，蛋白质会被分解，其中的氨基酸会被重新利用。

一些氨基酸会承担抗氧化的工作，中和多余的酸性。在这一过程中消耗掉的氨基酸中，色氨酸可能是最宝贵的。色氨酸可以在大脑和神经系统中转化成血清素、褪黑素、色胺和吲哚胺，这些都是关键的神经递质。血清素过低与抑郁症有关。色氨酸还会与两个赖氨酸分子结合，形成一种三脚状结构的酶，在 DNA 转录过程中起到"质量控制"的作用（见图 6-3）。这种酶能够消除初生细胞中的转录错误。

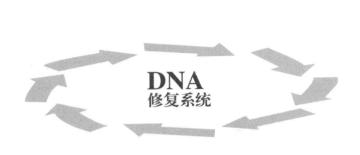

脱水导致蛋白质分解

氨基酸组成发生变化

色氨酸、酪氨酸等氨基酸过度消耗

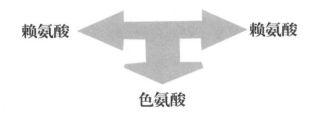

DNA质量控制和修复机制的"三脚系统"

图6-3：无意识的脱水会严重影响色氨酸在DNA修复系统中的关键作用。

　　所以，脱水造成的色氨酸大量消耗不仅能导致抑郁症，还是人体一些部位产生癌症的诱因。血清素同时也是血压、血糖浓度、离子平衡和生长激素合成的调节因子。

　　总之，脱水对人体的正常生理功能有着极大的危害，与多种疾病都有不可分割的联系。

受体失调

受体是什么？它与脱水和癌症有什么关系？必须理解这些问题，我们才能充分认识长期脱水引发癌症的机制。

受体失调的过程，就是人体细胞的控制系统逐渐被破坏的过程。

在无线电通讯中，我们通过天线接收信息。正像天线能够选择性地接收特定频段的编码信息一样，人体细胞膜表面的受体能够通过与信息分子相结合，译解这些分子携带的信息。这种结合是特异性的，即某种类型的受体只能与特定种类的信息分子相结合。这是一种简单有效的信息传递机制，通过这种机制，大脑可以让特定的细胞开始执行，或是停止执行某项生理功能。

由于细胞能够执行的生理功能复杂多样，细胞膜受体也有繁多的种类（见图6-4）。细胞必须具备足够多种类和数量的受体才能正常工作。

健康的细胞拥有大量的受体蛋白。细胞的健康程度由蛋白质合成和分解的相对速率决定。与蛋白质代谢相关的酶分为两大类：蛋白激酶负责蛋白质的合成；蛋白酶则负责蛋白质的分解。在脱水状态下，人体会开始分解蛋白质。随着蛋白酶活性的提高，蛋白质的分解速率会超过合成速率。这一过程的机理很简单。当组胺利用细胞内部和骨质中的钙离子制造能量时，会释放出很多自由钙离子。钙离子浓度的升高是一个信号，表明人体正在消耗后备能量。于是，脱水部位细胞内和肝脏中的蛋白酶会被激活，对细胞的蛋白结构

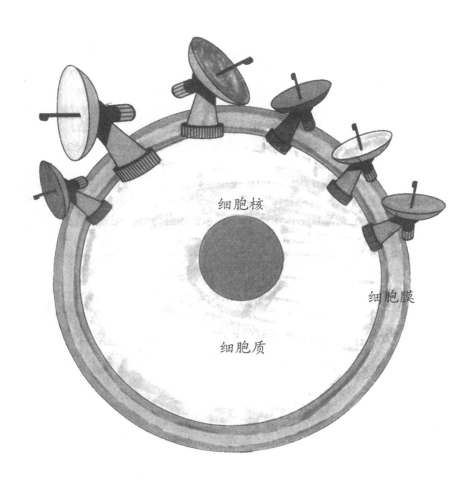

细胞膜表面有成百万的受体，仿佛卫星天线一般

图6-4：正常细胞的细胞膜表面有大量受体，能够接收人体其他部分传来的信息。

（如肌肉纤维）进行分解。细胞膜表面的受体蛋白同样属于细胞的蛋白结构，能够在蛋白酶的作用下分解。如果负责维持细胞间的界线、防止细胞无限制增长的受体被分解，细胞就会开始非正常地增生。

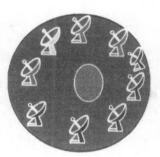

后叶加压素
抑制免疫系统

组胺增加钙离子的释放；

钙离子浓度的升高激活细胞膜蛋白酶；

受体被摧毁；

蛋白激酶 C 转化为蛋白激酶 M；

蛋白质合成失控；

细胞进入"自私"状态。

图 6-5：由于蛋白酶摧毁了细胞膜表面的受体，细胞无法同人体其他部分进行信息交流，从而陷入"自私"状态——这就是癌细胞产生的第一步。

最初，这种增生可能是良性的，并不一定会形成癌组织；然而，如果蛋白质分解的过程发展到细胞内部，影响到 DNA 的转录系统，就会大大增加癌症形成的可能性。

蛋白激酶 C 是一种大分子酶，负责 DNA 转录过程中的相关蛋白合成，通常见于转录过程活跃的细胞中。蛋白激酶 C 受细胞内的开关机制控制，这是细胞生理功能的一部分。自然情况下，当氨基酸的供应充足时，蛋白激酶 C 能够高效地利用这些氨基酸，合成细胞需要的各种关键蛋白，也包括受体蛋白。

受体蛋白是细胞"社会性"的来源。具备完整受体结构的细胞是有"社会性"的细胞，它们能够彼此配合工作，满足人体的各种生理需要。

蛋白酶不仅能破坏受体，还能改变蛋白激酶 C 的结构，形成一种新的激酶——蛋白激酶 M。蛋白激酶 M 的分子大小约为蛋白激酶 C 的一半，完全不受细胞的开关机制控制，而是会不断催化蛋白质的合成。

如果蛋白激酶 M 主宰了细胞的蛋白质合成过程，细胞就会丧失所有的"社会性"，退化成"自私"的原始状态。在这种状态下，细胞只顾自己的生存，对人体的需求置之不理。这一点很像"原始的"单细胞生命。为了在缺氧、高酸性的严酷环境中存活，所有的单细胞生命都是"自私"的；后来，因为生存环境的变化，这些细胞才进化出了彼此合作的能力。

癌细胞的基因和普通细胞并无二致，如果周围的环境回归正常，水分和营养物质的供应也十分充足，癌细胞就有可能回归原先的"社会性"。这就是癌症同脱水之间的关系。

脱水与免疫系统抑制

脱水能够以直接或间接的方式，通过骨髓对免疫系统起到抑制作用。

免疫系统的间接抑制

组胺要发挥水分调节的功能，需要借助许多次级因子的作用。首先是后叶加压素的大量释放，这种物质具有双重功能。

后叶加压素会立即同细胞膜受体结合，使之改变构象，形成多孔的莲蓬头状结构，允许水分子单列通过，并将水分与溶解在水中的溶质分离开来。这种过滤系统能够为人体最重要的细胞——脑细胞、肝细胞、肾脏细胞、分泌腺细胞等提供水分。

后叶加压素还会在目标部位的毛细血管中制造收缩压，帮助血液中的自由水分通过逆渗透作用进入细胞。这一机制可以缓解人体的脱水程度，使关键细胞得以维持正常的生理功能，但是有一个代价：血液的浓度和黏稠度会因而上升。在肾脏中，后叶加压素能够促使肾脏细胞保留水分，增加尿液的浓度。

后叶加压素的主要功能是帮助水分进入细胞，但它还有另外一个功能：它是一种强力的皮质酮释放因子。后叶加压素能够促使肾上腺释放一系列皮质酮类激素，这些激素能够防止发炎，同时还能让肾脏保留盐分的能力增强 1000 倍，从而减少随尿液排出的水分，以增加人体其他部位的水分供应。

皮质醇和皮质酮都是强力消炎因子。通过激活白细胞间素 -1（ILK-1）等作用因子，它们能够对免疫系统产生抑制作用，这就是它们的消炎机制。当干扰素的合成受到阻碍时，就会造成很严重的后果。

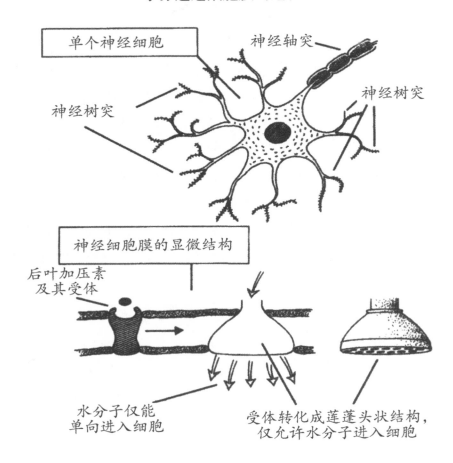

水分通过细胞膜的过程

单个神经细胞

神经轴突

神经树突

神经树突

神经细胞膜的显微结构

后叶加压素
及其受体

水分子仅能
单向进入细胞

受体转化成莲蓬头状结构,
仅允许水分子进入细胞

图6-6:后叶加压素可以让水分选择性地进入关键细胞。后叶加压素也能在血液渗透压高于细胞质时,增加毛细血管的收缩压,让血液中的水分进入关键细胞,从而实现水分从一般细胞到关键细胞的转移。

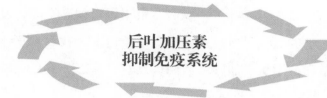

后叶加压素
抑制免疫系统

皮质酮活性增加；

ILK-1 被激；

ILK-2 受到抑制；

ILK-2 的作用：激活免疫系统和干扰素的保护机制；

ILK-1 的作用：抑制免疫系统和干扰素的保护机制。

图 6-7：后叶加压素导致皮质酮的大量释放，最终会对免疫系统产生强力抑制。

　　ILK-1 是一种神经递质，不仅能对免疫系统产生抑制作用，阻断干扰素的合成，还能启动人体组织的分解机制。那么，为什么 ILK-1 有这么多负面效应？这要从组胺作为水分调节因子和免疫系统激活因子的双重功能说起。

　　当人体处于脱水状态时，组胺需要发挥水分调节功能，因而无法对免疫系统产生作用。这样，组胺水平的升高就不致使免疫系统长期处于不必要的活跃状态。当人体极度缺乏营养时，ILK-1 会启动人体组织的分解机制，从而重新循环利用组织细胞内的营养物质，严重时，这一作用会导致自身免疫疾病。那么，ILK-1 为什么能阻断干扰素的合成呢？

人体的发炎部位会聚集越来越多的白细胞，直至形成脓液，白细胞的活动会消耗大量的氧；同时，由于血液循环受阻，发炎部位无法得到充足的氧气供应。这种情况下就需要干扰素发挥作用。通过与受体结合，干扰素能够激活酶促反应，通过分解色氨酸和吲哚胺，制造大量的臭氧和过氧化氢（双氧水）。

　　过氧化氢和臭氧能够起到局部消毒剂的作用，杀灭发炎部位的厌氧细菌和癌细胞，同时为白细胞活动提供氧气。这就是干扰素在人体水分供应充足时的抗癌机制。在暂时性的脱水中，由于组胺的间接作用，干扰素不会大量合成。这一机制也是长期脱水导致癌症的原因。正常情况下，人体可以通过多种手段防止病变细胞形成癌细胞——前提是有充足的水分供应。

　　肾上腺释放的甾类激素的确会对免疫系统产生抑制作用。人体

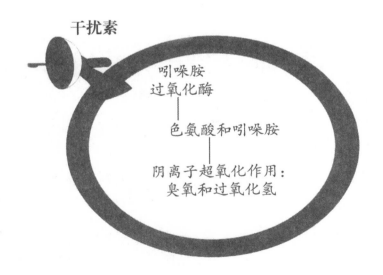

图6-8：人体发炎部位的紧急供氧机制。在血液循环充分恢复之前，通过分解吲哚胺和色氨酸制造臭氧、过氧化氢和氧。

几乎任何时候都会有某些部位产生发炎反应，比如皮疹或是微小的伤口，而医生针对这种发炎反应，开出的药方是可的松制剂，并且强调只能短期服用。"可的松"实际上就是皮质酮的音译，如果长期服用，对免疫系统的抑制作用会造成本来处于潜伏期的感染症状复发，诱发肺结核、胃溃疡等疾病。从而引发一系列疾病，包括癌症。

现在，你已经了解了人体处于脱水状态，需要组胺来协助调节水分分配时，免疫系统是如何受到间接抑制的。下面，我们再来了解一下组胺对免疫系统的直接抑制作用。

免疫系统的正常运转需要依靠白细胞的认真工作。白细胞共分6大类：嗜中性粒细胞、嗜曙红细胞、嗜碱性粒细胞、单核细胞、淋巴细胞和浆细胞。其中，淋巴细胞通常占人体白细胞总数的30%左右。大部分白细胞就像巡逻的警车一样，能够离开血液循环进入组织发挥功能，待组织康复后再回归血液循环，继续在人体内四处巡游。也有一些白细胞会在组织中安定下来，继续发挥区域性的防御功能，直至衰老死亡，被新的白细胞接替。

淋巴细胞主要负责针对入侵的抗原产生抗体，而其他白细胞则负责吞噬死亡和衰弱的细胞，以及外来异物。淋巴细胞释放出的抗体会同抗原性物质（细菌、病毒、寄生虫等）表面结合，这样不仅能够压制抗原性物质的毒害作用，还能将其标记为"入侵者"，从而为其他白细胞的攻击起到定向作用。

孕妇和儿童特别需要养成有规律的喝水习惯，以预防各种免疫系统的相关疾病，包括艾滋病。我一直把艾滋病看作无意识脱水造成的代谢综合征，尽管因为这种疾病会使 DNA 分解成仍有生物活性的片断，人们通常将其理解为一种病毒性疾病。有趣的是，在非洲人们发现，服用多种维生素对艾滋病病人的治疗效果远好于任何药物，尽管维生素的成本只有那些药物的几十分之一！

现在你已经了解，长期无意识脱水是许多疾病的诱因，包括肥胖症、抑郁症和癌症。

癌症的自然康复

在某些情况下，人们的生存欲望能够使疾病自然康复。尽管返老还童在目前尚不可行，我们却可以帮人们消除年龄带来的痛苦，让他们重新感到年轻。如果人体内部的化学环境能够达到最优化，许多长期积累下来的疾病症状都会逐渐消失。

人体是一个复杂的化学工厂，这个工厂需要原材料（我们摄入的物质）才能工作。提供正确的原材料，人体就能发挥正常的功能。如果提供的原材料不正确，人体内就会发生不当的化学反应，其外在表现就是我们所说的疾病。

当我们重新为人体工厂提供正确的原材料时，就能使之重新恢复正常状态，这就是疾病的自然康复。如果继续提供错误的原材料，人体就会在疾病的道路上越走越远。这就是疾病的复发机制。

除了感染需要抗生素治疗，内分泌腺受损需要手术修复之外，不要误以为疾病能够被药物、放疗、化疗、手术等原本对人体有害的手段治愈。如果我们摄入的物质仍然不合理，人体的内环境无法恢复正常，疾病就会持续下去。让癌症进入自然康复阶段其实并不难，关键是采取正确的方式，包括：

端正态度： 如果你渴望活下去，就不要害怕死亡。死亡是不可避免的，但如果你知道人体的恢复能力有多么强，就不会担心死亡的最终降临了。你只需要依靠身体内部的自然生存机制，为身体创造合适的化学环境，很多疾病就会自然康复——癌症也不例外。在后文中，我会提供一些积极的例子。

冥想和祈祷可以减轻压力。没有压力的人们，比如那些无欲无求、自得其乐的人，能活到 100 岁，甚至更长。正是现代生活的种种苛求，给我们带来压力的同时，也带来了种种疾病，缩短了我们的寿命。

冥想和祈祷能够帮助你把握身体的自然运转。在冥想时，你的大脑生理调控半球会同感知半球建立联系，帮助你意识到疾病的成因。信念和冥想能够让恐惧和消极的念头焕然冰释，让生存的意志重新主宰你的思想，帮助你的身体进行自我修复。

爱是一种强大的治疗力量——无论是爱的获取还是给予。爱会让你渴望活下去，去继续享受爱的幸福。爱的感觉能让你的身体充满活力，免疫系统也能更加投入与疾病的斗争。爱会改变大脑的化学通路，增强身体的抵抗力。对于信仰上帝的人们来说，对上帝的爱也具有同样的效力。

"病人"绝不是一个抽象的概念，他们都是有血有肉的人。医生在与病人打交道的过程中，必须表现出真心实意的同情和关怀，这比任何药物都有效。不幸的是，今天的医药行业充斥着见钱眼开的医生和研究者，他们是为了商业利益才加入这一行业的。因此我们耗费巨资创建和维持的医疗系统，才会在疾病的治疗方面收效甚微。

欢笑对免疫系统的作用与爱很相似。现在，欧洲已经把长时间的欢笑作为一种辅助治疗手段。德国的芭芭拉·路亭女士在这方面做过许多研究，她曾在慕尼黑的一次会议上解释，笑的治疗作用同人们做出笑容时面部表情的变化有关。她建议人们每天开怀大笑若干次，这样可以增强免疫力。目前，一些群体治疗组织已经把"开怀大笑"列入他们的治疗方案。

谅解对大脑具有很强的正面作用。我通常会引用这样的例子告诉人们，应该尽量宽容和谅解，而不是睚眦必报。当别人扇了你一个耳光时，如果你把他的行为看作暂时性的情绪失控，而不是专门针对你的攻击行为，你脸颊的疼痛就会在几分钟之内消退；而如果你把他的行为看作对你的冒犯，念念不忘，报复，那么你每次回忆起这个耳光时，都会重新感觉到当初的疼痛。在后一种情况中，你的大脑会陷在消极的回忆中无法自拔，把建设性的积极能量转化成破坏性的消极能量。

以下是我的亲身经历。1946年，我离开了祖国伊朗，远渡重洋到爱丁堡的费蒂斯学院（这里的学院是住校制的高中）上学。学院共有5幢宿舍楼，住着400名学生，我和哥哥住在其中一幢楼内。有一天，我从自习室走向公共大厅的时候，一个学生在走廊上拦住了我。他要我举起拳头，想痛殴我一顿。尽管我的肤色比他还白，他却喊我"中东佬"（这个词在英语中是"黑脸中东佬"的缩写，是对印度和伊斯兰地区人种的蔑称）。他一定要和我打一架，可我一直以来接受的教育是：伤害别人永远是不对的，无论当时情况如何。

我告诉他，我既不喜欢打架，也无意伤害他。他毫不领情，把我看成了个胆小鬼——尽管我个子比他大，也比他强壮。他又一次命令我举起拳头。我告诉他，我真的不想打架，更不愿伤害他。他举起右手，用尽全力打了我一个耳光。我只是平静地看着他，问他打够了没有，需不需要再来一下，好消解他对"中东佬"的仇恨！

他顿了一会儿，突然大哭起来，开始向我道歉。他告诉我，我的做法正与基督教的教义不谋而合，他完全没有预料到一个外国人会有这样的举动。他离开的时候，还为曾试图伤害我而感到深深的歉意。我估计那一次的经历一定让他改变了不少。

这就是谅解的力量。对试图伤害你的人采取宽容和谅解的态度，能够对你的大脑产生治疗作用。如果父母脾气暴躁，就会对孩子的成长产生负面影响，这种影响能够持续一生，除非孩子长大后学会谅解。而当他们学会谅解时，他们的许多疾病也会不治而愈，因为恨意才是造成这些疾病的原因。

远离微波：尽量远离微波辐射。高压线、信号发射塔和微波炉都会产生微波辐射，这种辐射对人体是有害的。

微波炉中的磁控电子管制造的电磁场能够不断改变方向，激起食物中极性分子（包括水分、氨基酸、矿物质、蛋白质、脂肪分子等）的振荡。这种振荡的频率可达每秒50亿次，从而使分子之间通过摩擦产生热量，这就是微波炉的加热原理。

英国汉普郡圣列奥纳多市胡恩森林诊所的大卫·布卢姆是一名草药医师，同时也是一位克尔连照相术爱好者，他对微波炉加热给食物造成的影响进行了一些研究。克尔连照相术能够显示生物体释放的"生命能量"。用有机栽培法培育的胡萝卜能够产生很强的生命能量，而在微波炉中加热5秒钟后，这种生命能量就会消失殆尽。如果人体需要通过进食胡萝卜补充生命能量，那么对胡萝卜进行微波加热绝对是愚蠢的做法。可想而知，一边看电视一边吃微波炉加热过的冷冻食品，对身体还能有多少好处？

新鲜蘑菇与微波加热后的蘑菇对比

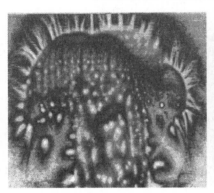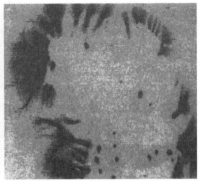

图6-9：对蘑菇进行5秒钟微波加热前后的克尔连照片对比。左侧是新鲜蘑菇的照片，可以看出明显的生命能量光环。右侧是同一片蘑菇进行5秒钟微波加热后的照片，生命能量几乎荡然无存。

微波能对人体起到致癌作用，尽管官方一直试图掩盖这一事实。1999年，我赴德国参加世界自然科学学会。会上，许多科学家，包括世界自然科学基金会的汉斯·U·赫泰尔博士，都发言揭露了经常接触微波对人体造成的各种恶性影响。其中，一位来自欧洲某大学的学者做了一项实验，使我印象深刻。他的实验结果让我完全不再怀疑，人们绝对应该尽可能远离微波！

赫泰尔博士的实验对象是一片活体肝脏组织。他把这片组织分成两块，对其中一块组织进行显微拍照，记录肝细胞的正常结构。他又把微波管插入另一块组织的中心，进行短时间的微波加热。结果是，第二块组织中的肝细胞结构遭到了彻底的破坏，细胞质呈黏稠状，细胞中的固体成分则凝结成团。各种矿物质离子都从原有的分子环境中脱离出来，每种矿物质各自聚集在一起，仿佛经过离心机分离一样。

这一实验证明，我们必须不惜一切代价远离微波辐射。的确，没有人会把微波管插进我们体内，用微波直接杀死我们；但长期暴露在微波辐射中，如长时间打手机，会对微波作用范围内的组织造成类似的影响。那次我开完会回家，立刻就处理掉了家中的微波炉，尽管我们本来就很少用它。

请记住：如果你希望保持健康，或是需要从疾病中康复，特别是癌症，那么尽量多吃新鲜食物；如果你需要对食物进行加热，那么就采用煤气等传统加热手段，不要用微波炉。我并不是个空穴来风的人，我的确对微波炉的广泛使用感到十分担忧。

预防脱水：人们经常说，水是对生命第二重要的物质，仅次于氧气。这种说法其实是错误的：水是最重要的生命物质，就连氧气也需要水的作用才能进入细胞。的确，水的化学成分包括氧这种元素，但作为一种物质，水对各种疾病的预防和治疗有着更加重要的作用——从心口灼热到癌症。

你必须积极行动起来，随时预防脱水。不要等到口渴才想到喝水，因为口渴的感觉并不能及时表达身体对水的需求。同时也不能喝水过度，否则就会导致宝贵矿物质的流失，甚至对大脑产生影响。尽量按本书最后一章推荐的量补充水和盐分。另一种简单的衡量方法是：保持尿液处于澄清透明、略带一点儿黄色的状态。

尽量多洗澡、多对患处进行热水按摩，对皮肤癌患者大有裨益。这样可以增强皮肤表面的血液循环，让更多的白细胞进入患处组织，与癌细胞展开战斗。我认识一位普林斯顿大学的教授，他对我讲述了他战胜背部黑素瘤的经历。当费城医院的治疗对他没有什么效果时，他决定每天在浴池里泡上两个小时，将整个背部充分浸泡在热水里。他有时还会在水里加一些矿物质盐分。就这样，他的癌症自然康复了。

1994 年在圣地亚哥召开的癌症控制协会做报告期间，我认识了一位女士，她的左手手背上有一个非常大的肿瘤，正在加州一家著名的医院进行生活营养调节治疗（那家医院并不提倡患者大量喝水）。她向我咨询，她要怎么做才能促进康复过程。我建议她除了多喝水之外，每天尽量多用热水浸泡手背。2002 年，我在洛杉矶的年会上又遇到了这位女士，她告诉我，采用我推荐的方法以后，她的肿瘤很快就自然康复了。以下就是原因。

脱水状态下的皮肤循环

皮肤的结构分为好几层。最外面是表皮，直接与外界环境接触。紧挨表皮的是一层富有活性的分生细胞，会不断分裂出新的细胞，补充表皮细胞的磨损。分生组织之下是脂肪组织层，除了吸收外界力量的冲击之外，还起到保温作用。皮肤中的毛细血管主要在两个层次形成网状结构，其中一层位于分生组织和脂肪层之间，另一层则位于脂肪层之下，紧挨着肌肉组织。这两层毛细血管网通过一系列贯穿脂肪层的毛细血管彼此连接。（见图 6-10）

食用新鲜水果：有色的水果和浆果具有很好的抗氧化作用。新鲜水果是碱性食品，可以减轻自由基对细胞造成的损伤。水果含有许多人体必需的矿物质元素，如钾和钙等。香蕉、柠檬、杜果、菠萝、番茄（我认为番茄也属于水果，和西番莲相似）、苹果、李子、

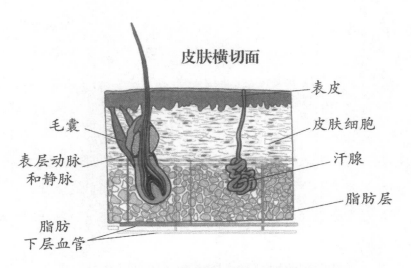

皮肤横切面

毛囊

表皮

皮肤细胞

表层动脉和静脉

汗腺

脂肪层

脂肪下层血管

图 6-10：皮肤的横切面结构和双层毛细血管系统。

桃、鳄梨、西瓜等水果，都是上天对病人，特别是癌症病人的恩赐。你应该每天都吃几次水果，无论是直接食用还是鲜榨果汁都可以。

我 10 岁的时候染上了伤寒，曾经一度处于半昏迷状态。当时，因为我居住的城市饮用水源受到污染，数千人都患了伤寒。当时抗生素的使用还没有普及，对抗伤寒的武器只有人体顽强的免疫力和家人的护理关照。我的母亲每天都要给我喝几杯柠檬汁，这样过了 5 个月，我终于完全恢复了意识。大部分人都没有挺过那场灾难，是母亲的关爱——她每天给我喝柠檬汁，增强了我的免疫系统，最终让我活了下来。

补充氨基酸成分均衡的蛋白质：蛋白质是人体生理结构的关键组成部分，酶、受体和部分神经递质也都是蛋白质。蛋白质属于酸性食品，过度摄入会增加人体的酸性，所以饮食中的蛋白质和水果蔬菜一定要保持均衡。最理想的饮食结构中，80% 的蛋白质来自水果、蔬菜（胡萝卜、甜菜根、马铃薯、甘薯等块茎和块根类蔬菜）和豆类，只有 20% 来自肉类、鱼类、禽蛋、奶酪等其他食品，特别是白干酪，因为其中富含色氨酸。

适当加强锻炼：锻炼是人体进行正常生理活动的保证。锻炼能够加强血液循环，使人体各部分都得到充足的水分和营养物质供应，因而起到保健和预防癌症的作用。同时，锻炼也能加速淋巴循环，骨骼肌的收缩会推动淋巴液更快抵达心脏，使其中的免疫成分进入血液。经常锻炼能够保护人体中的色氨酸和其他重要氨基酸，从而预防癌症。

进行适量日光照射：日光能够激活眼球、面部和前额皮肤中的光感受器，从而调节人体的生物钟，使内分泌系统正常运转。日光具有治疗作用，能够帮助治疗骨质疏松症和儿童软骨病。日光还能加速胆固醇转化为维生素 D 的过程，并促使储存于 ATP 中的能量转化为钙离子浓度势能，增强人体的免疫力。

接触优雅的音乐：日本的江本真申医学博士发现，音乐能够改变水的性质。在实验中，江本博士先给水"听音乐"，一段时间后再降低温度使水结冰。他发现，经典乐曲的和谐旋律能够使水凝结成井然有序的结晶，而杂乱无章的重金属音乐则会扭曲水的晶格结构。更令人惊讶的是，在装水的杯子上写上"谢谢你"或是"恶魔"这样代表不同含义的文字，也能对水的结晶态产生不同的影响。

"爱和感恩能够造就最完美的晶体结构。"江本博士的报告中说。莫扎特、巴赫和肖邦不同风格的作品能够产生不同结构的"快乐结晶"。这些实验表明，水的确能对它"听到"的东西做出反应。人体的 75% 由水分组成，可以猜测，优雅的音乐能够帮助人体内的水分进入和谐状态，这样的音乐很可能对癌症的自然康复起到促进作用。

参加人道主义活动：人道主义活动能够转移你的注意力，使你从顾影自怜中解脱出来，开始为更多的人着想。这会使你产生强烈的成就感，这种成就感对调节大脑生理状态、减轻生活压力很有好处。可以说，发自真心的人道主义活动能够对大脑起到治疗作用。

水能使癌症自然康复

注：让我们从安德鲁·鲍曼的例子谈起。引用安德鲁·鲍曼的全名是为了证明这个人确实存在。他目前居住在纽约，正在进行中药方面的研究。安德鲁的病史能够很好地说明长期脱水给人体造成的各种危害。读过安德鲁的信之后，你就会更好地理解，为什么如此之多的疾病都与脱水脱不开干系。

亲爱的巴特曼博士：

我叫安德鲁·鲍曼，今年 42 岁，但我在 34 岁的时候看起来比现在还要老！我前半生的大部分时间里都在同疾病做斗争，而现在，我充满了生命的活力。这是因为，过去我长期处于脱水状态中，而现在我已经认识到了脱水的危害。

1956 年 10 月 29 日，我降生于宾夕法尼亚州泰勒市。我的父母对我十分关爱，一出生就给我注射了疫苗。我起初只喝婴儿营养液，只有在疝气发作的时候才喝上一点儿水。注射过小儿麻痹症疫苗后不久，我的身体突然从腰部以下都瘫痪了。专家们对此很迷惑，把我的症状定性为"退化性小儿麻痹症"。后来，瘫痪症状竟然不治而愈了。我 5 岁上一年级时，重新注射了小儿麻痹症疫苗，结果又引起了同样的瘫痪。一连几个月的住院治疗和卧床休息，让我变得越来越肥胖。我每天所有的事情就是接待来探望我的人、吃饭、喝可乐，偶尔也喝一点儿水。后来，瘫痪症又一次莫名其妙地消失了。

我 8 岁左右上三年级时，就出现了各种过敏症状。我总是干咳、流眼泪，呼吸也越来越困难。上初中时，我经常因为过敏而忽然晕厥。医生把我的情况诊断为过敏症和哮喘，给我开了抗过敏药和哮喘喷剂。这些药并没有什么疗效，反而让我的情况变得更糟了，嘴唇经常干裂。当时，我每天喝咖啡、汽水、茶和啤酒，只会偶尔在白天喝一杯水。过敏症和哮喘一直伴随我到 1996 年，直到我开始每天喝 2 ~ 3 升水才消失，从此再也没复发过。

然而，我的噩梦并未至此结束，等待我的还有更可怕的疾病。我不知道是医生诊断有误，还是我真的患有这些疾病。

14 岁时，我被诊断为胰岛素依赖型糖尿病，成了一名"低龄糖尿病患者"。我也是从那时起开始喝减肥饮料的，包括一些含咖啡因的饮料。我当时每天最多喝 2 ~ 4 杯水，还要喝不少茶和咖啡。

这么多年来，糖尿病让我住过不知多少次院。到 20 世纪 80 年代，我的糖尿病引发了神经病变，双腿开始浮肿。医生给我的双腿注射了染色剂。染色剂导致了我的静脉血管破裂，使浮肿更加严重了，于是我又被诊断为"静脉功能性障碍"。1994 年我被告知，我的双腿可能不得不在一两年内切除。

我的 80 年代是在住院、患病、失业和心理压力造成的一系列问题中艰难度过的。我仍然很少喝水，每天还喝大量的咖啡和含糖饮料。1987 年，我被正式定性为"残疾人"！

1992 年，36 岁的我看起来仿佛已经 50 岁了，而我的感觉比我看上去还要糟糕。我的双脚彻底丧失了感觉，我在任何时候都很疲劳，全身没有一个部位不疼痛。绝望中，我开始试着补充维生素，服用草药和其他天然药物。顺势疗法医师建议我多喝水，少喝咖啡因饮料。

我按他的建议做了，到 1995 年的时候，我的感觉已经好了很多。不过，那时我每天的喝水量仍然只有 1～1.5 升，没有彻底戒掉咖啡因饮料，也没有注意补充盐分。

1995 年 9 月，我左腰上的肿块开始变红、增大，并有瘙痒的感觉。我的家庭医生帮我切除了这个肿块，并把它送去化验。10 月，检查结果出来了，我患了皮肤 B 型细胞淋巴瘤。我背部原来只有一个肿块的地方，现在足足长出了 26 个新肿瘤。我被送往一家大医院，在那里被告知：淋巴癌在皮肤表面发作的情况很罕见，几乎没人就此做过深入研究。

我接受了镓测试，结果发现全身都呈阳性，后腰部位和胸部过去长黑素瘤的地方甚至呈"超阳性"。医生建议我接受局部放疗，并对任何新长出的肿瘤增加放疗剂量，或是去费城做全身放疗。背部的放疗给我造成了三度烧伤，于是我拒绝了全身放疗。放疗进行到一半时，我的顺势疗法医师开始对我采用天然清理疗法。我增加了喝水的量，并开始采用营养饮食和更多的自然疗法。

1996 年 3 月，我又做了镓测试，这次全身没有一个地方呈阳性。医生开始时还以为是镓测试出了问题，但我的顺势疗法医师和我自己都知道我的确正在康复。多喝水，少喝咖啡因饮料，改变饮食习惯——这一切终于扭转了我的人生轨道。

自那时起，我的健康状况一直在好转。现在，我每天早上喝水之前先舔食一点儿海盐。我每天喝 5 升左右的水，服一些维生素，吃很多新鲜水果、蔬菜和谷物。我的腰围从 100 下降到 90，体重从 113 公斤减到 95 公斤，而且肌肉发达。我看起来仿佛 30 岁的样子，而我的感觉简直就像 20 岁的年轻人。过去我至少要吃 15 种药，现在大多数的药我再也用不着了。我的胰岛素注射量从每天 95 单位下降到了 35 ~ 45 单位。我告别了疲劳综合征，每天睡 6 ~ 8 个小时，而不是过去的 12 ~ 14 个小时。曾经困扰我的感染症状基本不再出现，我也很少吃抗生素了。过敏症、哮喘、泛酸、关节炎、滑囊炎和肠胃疾病都一去不复返了。在身体检查中，医生告诉我，我的情况比他自己都好——尽管他比我年轻。我的血压恢复了正常，甲状腺肿块消退了，也不再有重金属中毒症状了。总之，我的生活翻开了新的一页。

　　我的祈祷得到了回应。靠着上帝的指引，我用自然的力量治愈了我的身体、思想和精神。现在，我过着高质量的生活，每天都维持水、盐分、矿物质、维生素和其他营养的平衡。我真的享受到了幸福的感觉。

　　您可以任意援引这封信的内容，只要这样做能够帮助更多的人更好地接受您的理论。

您真诚的

安德鲁·鲍曼

1998 年 1 月 13 日

　　前文已经介绍过淋巴细胞（负责合成组胺的白细胞前体）以及

它们在人体处于脱水状态时在淋巴系统中过度堆积的机制。从安德鲁·鲍曼的来信中，你已经了解到，充分的水分和矿物质补充可以扭转这种状况。我希望，进行癌症研究的人们能够好好利用水和盐分的这一效用，而不是试图遮掩，以保护目前充斥着医药行业的商业利益。

我真心相信，人们只要采用我的方法，就能够有效预防淋巴瘤；超过95%的淋巴瘤患者也能通过这种方法康复。我们需要通过深入研究各种元素和矿物质的作用，进一步改善这种方法，最终达到100%的康复率。

亲爱的巴特曼博士：

几个月前，我读完了您的大作——《水是最好的药》。这真是一本引人入胜的书，我一拿起来就再也无法放下，直到一口气读完。我的几个亲戚朋友也读了这本书，包括我哥哥，学过医的他也觉得这本书很有意思。

我患有红细胞增多症，需要服用一种叫作羟基脲的药物，还要定期放血。这种病是9年前我33岁的时候发现的。医生说，我的症状可能在发现之前好几年就开始了。这种病在我的年龄段很罕见，一般只有老年人才容易患。没人知道这种病的成因。我做过保安，也在化学工厂工作过，所以医生认为，心理压力和化学毒物污染可能都与我的症状有一定的关系。这些年来，我的情况一直在恶化，逐渐对羟基脲产生了依赖，而羟基脲的长期服用可能会造成白血病和其他疾病。

我是在大约8个月前读到您的书的，读完之后，我立即付诸行动，每天至少喝 2.5 升水。过去我一直有高血压，医生总要我服用降压药。起初，我的血压维持在边界水平上，但后来又开始逐渐升高。我尽量坚持不肯服降压药，但如果没有读到您的书，我估计坚持不了多久。坚持喝水 8 个月后，我的血压已经完全恢复了正常。事实上，最近一次体检的时候，护士还开玩笑说我的血压跟年轻人一样。

我的红细胞增多症也有所好转。我每三个月左右都要做一次血液测试，哥哥告诉我，测试中有一项内容叫作"红细胞宽度测试"，是用来衡量血细胞变异程度的。如果血细胞发生了变异，就可能导致白血病等严重疾病。过去，我的这项检测结果一直偏高，而现在则完全恢复了正常。

我打算咨询一下医生我是不是可以逐渐停止服药，只靠抽血维持血液成分正常。过去，医生和哥哥都建议过我这么做。

我已经尽我所能描述了我过去的健康状况，以及喝水在我身上的效果。医疗行业对喝水的作用从来不加重视，这真是一件让人痛心的事。要是我早几年知道您的理论就好了。我会向所有亲戚朋友推荐您的书，希望这对您的理论推广能起到一点儿帮助作用。

真心祝愿您！

伊凡

最致命的两种癌症分别是男性的前列腺癌和女性的乳腺癌，而水对这两种癌症都能起到治疗作用。让我们首先分析前列腺癌，然后再对乳腺癌展开分析。

前列腺的酶系统能够对周围环境的酸性做出反应。当酸性高到一定程度时，一种称为酸性磷酸酶的酶就会被激活，促进蛋白质的合成，使周围组织开始膨胀。长期脱水能够提高人体内的酸性，从而诱发前列腺肿大。恢复充足的水分补充，及时排出人体内的酸性物质，就可以缓解前列腺肿大。以下的信可以作为例子。

亲爱的巴特曼博士：

我最近拜读了您的著作——《水是最好的药》，并开始应用您的理论。从1月1日起，我每天都要喝8～10杯水。

这段时间以来，我的生活发生了3个重要变化。首先，8年多来一直困扰我的前列腺疾病减轻了很多。其次，您知道，我住在干燥的高原地区。我过去一直因为口鼻干燥而难以入睡，现在这一问题已经完全解决了。最后，从朝鲜战争时起就一直伴随我的趾甲癣消失了！

我知道，您的疗法对许多人的作用比这要重要得多，但以上3条对我来说很重要。感谢您的工作。

祝好！

里德利

注：喝水增强了里德利的免疫功能，这就是他的前列腺疾病减轻、趾甲癣消失的原因。

水盐疗法治愈前列腺癌

1999 年 7 月，常规检查：PSA 值为 4.6。

切片检查证实肿瘤存在。

2000 年 1 月，PSA 值上升至 5.7。

沃尔特·里德医疗中心，未进行放
疗、化疗、播种疗法或手术，而是采用
水盐疗法。

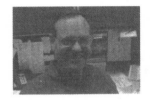

威尔斯·杰克逊 61 岁

2001 年 1 月，PSA 值下降至 3.5。

沃尔特·里德医疗中心证实肿瘤已自然康复。

图 6-11：前列腺癌的逐步形成和水盐疗法下的自然康复。

亲爱的巴特曼博士：

我写这封信是为了感谢您，您的疗法治愈了我的前列腺癌。

我在 1999 年 7 月进行了前列腺血试（PSA），测试结果高达 4.6。
10 月，泌尿科医生对我做了切片检查，检查结果呈阳性。2000 年 1
月，我在沃尔特·里德医疗中心复查，PSA 值上升至 5.7，我被确诊
为前列腺癌。

在此之前，回家过圣诞节的时候，我母亲一直在谈论您的
书——《水是最好的药》。我终于求她别再说了，条件是我必须在回
德国的飞机上读完她给我的书。在华盛顿的沃尔特·里德医疗中心，
他们都强烈建议我动手术。事实上，摆在我面前的只有 3 条路：继

续等待观望、放疗和手术治疗。

我从 www.watercure.com 下载了许多资料，开始按您推荐的量喝水。我通过邮件问了您一些问题，当我回到欧洲时，发现您已经回邮件邀我给您的办公室打电话，我就这么做了。问了我许多问题后，您建议我除了喝水外再喝一些胡萝卜汁和橙汁，还要注意补充盐分（我已经20年没怎么吃过盐了），多吃水果、蔬菜，远离油炸食品，并且每天早晚各散步一小时。您还要求我戒掉咖啡、酒类和碳酸饮料。您让我有问题随时打电话向您咨询，而当我问起咨询费用时，您的回答是"免费"——真棒！

自那以后我就定期给您打电话，起初每周都打，后来逐渐减为一个月一次。我每个月都去做PSA复查，自打2月份起（我开始应用水盐疗法的第一个月），检查结果一直维持在安全范围内。3月，因为去巴拿马和越南出差，我没法完全达到您的要求，只能尽量保证每天喝足够的水，这样到了4月，我的PSA值只略有一点儿升高。我继续严格按您的要求安排饮食，5月复查的时候，PSA值又开始下降了。

7月末到8月初，我在巴拿马参加了一次家庭聚会，期间喝了不少啤酒和咖啡。回到欧洲，我发现PSA值升高了不少。这让我很担心，所以我又给您去了电话。电话里，您追问我的饮酒情况，我只得承认，因为住在出产世界最好啤酒的德国，我一般吃晚饭时会喝上一两杯。您要求我彻底戒酒，我答应了。您还告诉我，PSA值偏高说明我体内的酸度很高，应该多吃蔬菜，尤其是绿色蔬菜，以恢复体内的碱性环境。这样过了一个月，我的PSA值就骤降到了3.3。

我最初向医生解释我的情况时，他们根本不相信，但最近，有几位医生开始对我的话表现出兴趣。自从开始您的疗法以来，我的感觉的确越来越好了。尽管我的健康状况一直以来都还可以，但我注意到，大量喝水3个星期后，同样内容的心血管健身操变得更轻松了。我必须增大运动量，才能让心率达到过去的每分钟150次。按照过去的运动量，我的心率只能达到每分钟130次。您对此的解释是，有了充足的水分供应，我的心肌工作压力就减轻了很多。现在，按照最初的运动量，我的心率最多只能达到115～120次。

多年以来，我每次跑步和散步都会引起膝盖和一侧臀部的疼痛，如果在椅子上久坐之后再起来走动，膝盖也会疼痛……进行水盐治疗3个月后，这些疼痛都消失得无影无踪了。尽管我已经60岁了，感觉却像40岁的人一样。最重要的是，我的前列腺癌也完全康复了。

我在农村长大，开过战斗机，在建筑工地上工作过，后来又开了几家建筑方面的咨询公司，这些经历让我养成了脚踏实地的思考习惯。我的亲身经历告诉我，水确实很有用，您的理论完全正确。让我不能理解的是，我身边的许多人都因为您的理论过于简单而觉得难以置信，特别是那些医生，"专业知识"带来的傲慢蒙蔽了他们的双眼。十分感谢您，巴特曼博士。我会尽我所能，说服更多的人理解和接受您的理论。

请任意引用此信内容，只要这样能对更多的人有好处。

向您致敬！

威尔斯·杰克逊

注：一年后，杰克逊先生又去沃尔特·里德医疗中心进行了全

面复查，所有与癌症相关的检查结果都呈阴性，医生让他过一年时间再复查。至今，他的癌症一直没有复发过。

亲爱的巴特曼博士：

您应该能理解，我和肯恩关心的不是他的病历，而是尽可能治疗他的晚期前列腺癌。通过核对药品发票、护理记录、医院账单等内容，我尽可能整理出了以下的内容。随信附上一份休斯敦医院提供的血检和尿检结果报告。（本书引用时未包括此内容）

6月4日和7月9日的PSA结果，以及7月9日的切片检查结果，都验证肯恩的前列腺癌已经发展到晚期阶段。赛帕德医生认为，肯恩很可能在18个月之内离开人世。我于7月6日订购了您的书、磁带和录像带，7月14日左右收到了邮包。我还于7月13日订购了综合矿物质制剂，大约是7月21日收到的。

肯恩是在第二次PSA测试（结果为50.8）后开始大量喝水的。我记得，看过您的书和录像带之后的第二天，肯恩就开始了水盐疗法。一连5天，他的尿液都呈深棕色，气味十分难闻，这让我们都很担心。"这是癌细胞正在排出体外。"我鼓励他。肯恩整天都在出汗，汗液散发出严重的刺激性气味，一天之内要冲几次澡，换几次衣服和床单。他从每天喝两杯蒸馏水开始，一直增加到11～13杯（杯子容量是250毫升，每杯水大约有200毫升）。第5天中午，肯恩的尿液忽然变得澄清，汗液的气味也恢复了正常。

我已经记不起肯恩是什么时候开始在水中加入综合矿物质制剂的。起初他每升水加10滴左右，但这样会使水的味道变差，所以他逐渐减少每升水中的矿物质制剂添加量，最终固定在每升6滴。

自从我们几年前买了家用蒸馏器开始，我就一直劝肯恩在水里加入矿物质。1967年，我曾因患抑郁症而住院，分析结果是，我的症状源于使用水软化装置造成的钙镁离子失调。自那以后，我就开始注意矿物质的合理摄取。不过，改喝蒸馏水后，肯恩一直没有额外补充过矿物质。

肯恩回到休斯敦的波尔辛斯基诊所进行PSA复查的时候，医生问他，他的PSA值为什么会下降得这么快。肯恩把这个问题转述给了我。过了好几天我才意识到，他在两次PSA检查之间唯一做的事，就是大大增加了喝水的量。过去，肯恩整天都喝咖啡，只有每天吃晚饭的时候才会喝一杯水。

现在，肯恩的肿瘤已经消退了，骨组织中的癌细胞也在不断减少。他一直坚持每天至少喝8杯水。

您可以随意引述这封信中的任何内容。

凯西

亲爱的巴特曼博士：

首先，为了您的书，我要向您致以十二万分的感激！我完全能够理解您与传统医疗界之间的分歧，因为我自己也曾尝试过放疗、化疗和手术之外的治疗手段，结果是遭到了我所谓的"西医理念大围攻"，当然这是另一个故事了。

尽管我不认识您，但我以您为荣！您是真正的英雄！

1997年4月，我在斯坦福医院肿瘤科被诊断出上皮细胞癌，癌细胞已经转移到了颈部的淋巴结中。医生告诉我，如果我按他们的推荐进行治疗，有15%～30%的生存机会。他们提出的治疗方案包括颈部放射性手术，切除 11 号颅神经、部分下颚和大量喉部组织，然后再进行放疗和 16 个星期的化疗。他们说，如果我不进行这些治疗，预期寿命就只有短短的 5 个星期！当我问起治疗费用时，他们都吞吞吐吐，但我最终估计出，开始化疗之前大约需要 35 万美元的费用。（顺便提一下，我投了巨额的医疗保险，结果保险单几乎成了我的死刑判决书。）

经过深思熟虑，我决定彻底拒绝放疗、化疗和手术。我开始尝试有机保健饮食，清除家中和周围的有毒物质，改变生活结构，服用草药，进行气功治疗，最后还采用了高压氧舱治疗——这对我还算有效。

这样坚持了 4 年半，我的癌症似乎进入了自然康复过程。但当我开始恢复从前的饮食结构时，癌症又开始恶化，形成了 4 个新的肿瘤。通过上述的各种手段，我成功阻止了肿瘤进一步扩大，但这一次没能像开始那样自然康复。一位医生说服我减少盐分摄入，结果几个月后，我又长了 6 个肿瘤。直至这时，我还从未因癌症感到过疼痛，也一直没有中断工作。20 天前，我的情况突然开始恶化，肿瘤明显增大了，并且威胁到了颈动脉和颈部主神经鞘。我的扁桃体表面开始出现坏死组织，3 天之内就覆盖了整个扁桃体，下颚的骨质也开始流失，最糟糕的是，最初产生癌细胞的皮肤开始钻心地疼痛。最近一次检查过后，医生告诉我，我可能在几天之内就会被疼痛折磨得失去理智，或是直接因为内出血而死亡。

我刚刚读了您的书——《水是最好的药》。这本书让我相信，我的癌症是长期脱水导致的。过去，我很少喝水，而是经常服用各种止痛药。我不喜欢药物带来的晕眩感，所以开始尝试您的疗法，每天多喝两杯水，再加上一撮盐。令我惊讶的是，水的止痛效果的确比药物好多了！短短 12 天之内，我的肿瘤不仅全部停止了增大，而且开始缩小和软化，疼痛感也基本消失了。

我可能是言之过早，但我的确感觉扁桃体表面的坏死组织也正在消退。多亏了您的书，我希望现在开始还来得及。如果我靠水盐疗法挽回了生命，不正好验证了您的理论吗？我决心坚持到底！

到现在为止，我每天至少喝 1.5 升水，之后如果还感到疼痛就继续喝水。我每天喝水的总量大概有 3 ~ 4 升。我今年 52 岁，是一艘潜水员导引船的船长，除了癌症之外，身体健康。

感谢您！

厄兰格

亲爱的巴特曼博士：

1988 年 11 月，我被诊断为骨髓癌晚期。12 年来，我一直没有接受过任何形式的化疗。

医生无法理解，我怎么能在癌症晚期的情况下活这么久。情况和我类似的患者一般最多能活 6 年，这也是我当初的预期寿命。他们就是搞不明白，为什么到现在我的骨骼还没有彻底崩溃。

2000 年 8 月 4 日，我被送进了公园路医疗中心的急救室，我当时的情况如下：

1. 失去意识

2. 呼吸衰竭

3. 发热，体温达到 40.4 度

4. 每 5 分钟心跳 222 次，血压 200/130

5. 肺炎

6. 细菌性脑膜炎（脊髓和大脑表层发炎）

7. 血液黏稠

8. 流鼻血

9. 多发性骨髓瘤（骨癌）

10. 免疫系统彻底瘫痪（受到骨癌影响）

就在那一周，电视新闻上说，有两名 17 岁和 21 岁的年轻男子死于脑膜炎。医生说，如果我再晚两个小时进急诊室，他们就回天乏术了。细菌性脑膜炎是最严重的脑膜炎症状。

我在重点加护病房住了 10 天，这 10 天里我一直昏迷不醒，需要靠呼吸机维持生命。医生觉得我肯定活不下去了。主治医师通知我的家人，说我很可能需要做气管切开术，还说我可能永远无法彻底恢复意识，甚至成为植物人。

上帝保佑，我终于在第 11 天恢复了意识，也能自主呼吸了。现在，9 个星期之后，我真心实意感激和赞颂着上帝的光芒。我已经康复了，甚至可以自己行走。我仍然每天坚持喝 5 升水，再加上 10 克左右矿物盐。感谢您的教诲。

马维尔

乳腺癌

下面我要讲述的这个故事，可能会让你对主流医疗界提供的化疗、放疗、手术等治疗手段产生由衷的怀疑。洛莲·黛伊医学博士是一位声誉显赫的外科整形专家，也有多年的医科教学经验，曾连续 15 年在全美医科院校中排行前三位的加州大学旧金山分校医学院担任副教授、外科整形部副主任，并在旧金山总医院外科整形部担任主任，负责为数以千计的医生提供临床教育。

黛伊博士经常在欧美许多顶级医学机构演讲，包括马萨诸塞州医学协会和英国伦敦皇家医学协会——这些都是在全世界声誉显赫的医学机构。她已经完全得到了主流医学界的肯定，是许多年轻医生心中的楷模。就在这时，造物主将她招入了自己的"医科学校"，让她陷入了完全的未知之中——正如她若干年前对我做的那样。1992 年，黛伊博士患上了迅速扩散的乳腺癌。

她几乎是立即认识到，她对癌症的了解还远远不够，她过去在患者身上频繁应用的各种治疗手段也无法治愈她自己的癌症。她说，医生对癌症比其他疾病更加害怕，因为他们知道自己用来治疗别人的手段其实并不管用。

几天之内她就意识到，她可能活不了多久了。肿瘤最初出现的时候还仅能用肉眼辨认，三个星期之内就增长到了橙子大小。她知道，大学里负责癌症治疗的同事们并不能给她什么有效的帮助。她对癌症治疗领域的商业利益认识得很深刻，不愿成为它的又一个牺牲品——"我拒绝了化疗、放疗和手术，因为多年的从医经验使我很清楚，许多癌症病人并不是死于癌症，而是死于这些破坏性的治疗手段！"

她停止了医疗工作，开始学习"自然疗法"。她广泛阅读自然疗法的各种理论，并开始改变生活方式和饮食结构。她的肿瘤仍然在增大，很快就会胀破皮肤形成溃烂，给她带来感染的额外风险。于是，她让外科医师手术切除了外部肿瘤，但并未对腋下、锁骨上方、鼻腔和身体其他部位的肿瘤做任何处理——无论是化疗还是放疗。

尽管她改变了饮食结构，癌症仍然在快速恶化，她很快就虚弱得几乎无法行走，只能整天卧床休息。就在她已经准备好接受死亡的时候，有人给她看了我的书——《水是最好的药》。她立即意识到，书中的内容正是她迫切需要的解决方案。她立即开始大量喝水。

她发现，正是这么多年来经常在手术间隙喝咖啡的习惯，造成了她身体的脱水，最终导致了癌症。以下是几幅示意图，可以说明她肿瘤的严重程度和增长状况。

我的一位漫画家朋友，洛狄斯·桑兹，根据黛伊博士发表在她的个人网站 www.drday.com 上的图片绘出了这些示意图。之所以我没有引用原图，是希望你访问她的个人网站，了解她现在与主流医学界之间的分歧和抗争。每天有规律地喝水，让黛伊博士的状况日益好转。过了 8 个月左右，她的癌症完全自然康复了，之后的 10 年都没有复发过。

现在，黛伊博士经常在面向公众的会议上发言，教育人们从新的视角看待癌症。许多家人或自己患癌症的医生都接受了她的新观念。《水是最好的药》是她常用的教学工具书。

2003 年 3 月，我们在亚利桑那州凤凰城的一次学术会议上初次见面。我问她，是什么让她相信，水的确在她的癌症康复过程中发挥了关键作用（她当时还尝试了许多别的东西）。她的回答显示了一位真正的科学家的素养。她告诉我，在应用水盐疗法之前，她尝试的一切手段都没有效果，是水真正为她带来了转机。开始水盐疗法之前，尽管她使用了许多其他的治疗手段，病情却依然不断恶化，直到她卧床不起。她说过不只一次："巴特曼博士的著作《水是最好

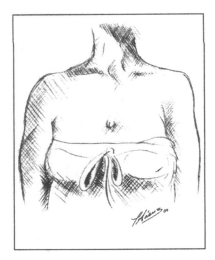

示意图 1：最初，肿瘤大约只
有一粒弹子大小。

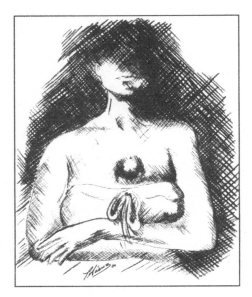

示意图 2：肿瘤扩大之后的
正面图。

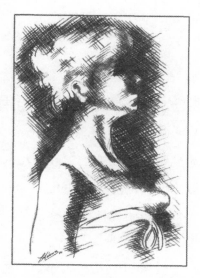

示意图3：图中的突起不是
乳房而是肿瘤，这是肿瘤出现3
个星期之后的状态。

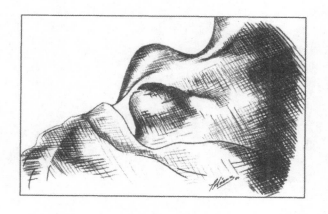

示意图4：肿瘤的侧面图，癌组
织已经深深侵入正常的皮下组织。

第三部分
癌 症 | 145

的药》在我的康复过程中发挥了关键作用。没有他的理论，我绝不可能康复。"

脱水对乳腺癌的推动作用

是什么力量推动乳腺癌形成柚子一般大小的肿瘤，就像黛伊博士的情况那样？在脱水引起的一系列生化反应链中，催乳素的大量分泌就是罪魁祸首。催乳素是人体的一种应激激素，是刺激乳腺分泌乳汁的主要激素之一。

人体在脱水状态下会增加催乳素的分泌，这是为了抗拒脱水对乳汁分泌的负面影响。有趣的是，即使鸟类也会分泌一种类似催乳素的物质，刺激它们口腔后部一种类似乳腺的腺体，分泌出"乳汁"喂养初生的雏鸟。母乳不仅能够为婴儿提供养分和能量，同时也具有免疫作用，可以为免疫系统发育完全之前的婴儿提供免疫球蛋白。

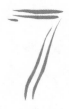

脱水与应激激素

　　脱水是指人体内部缺乏足够的自由水分，无法充分执行各种生理功能。通过蛋白质、糖原和脂肪的水解，水无时无刻不在人体的生化活动中发挥着关键作用。尽管你可能没有意识到，但水分供应的缺乏会给人体造成极大的压力，引发激素系统的强烈反应。

　　这些激素会进一步加重人体的脱水程度，因为它们能够调动人体内所剩无几的自由水分，去执行最关键的生理功能。尽管水是人体的主要成分，但大部分水完全不能"自由"用于生命活动。你昨天，甚至几个小时以前喝的水，现在已经失去了自由性。你需要重新补充水分，才能让身体不至于"拆东墙补西墙"。如果你不及时补充足够的水分，身体的内部环境就会开始偏向酸性，而这正是许多疾病的诱因。正如汽车需要加油才能进行长距离旅行一样，你也需要给身体"加油"——补充足够的水分，让你的身体得以从容应对人生之旅的辛劳。

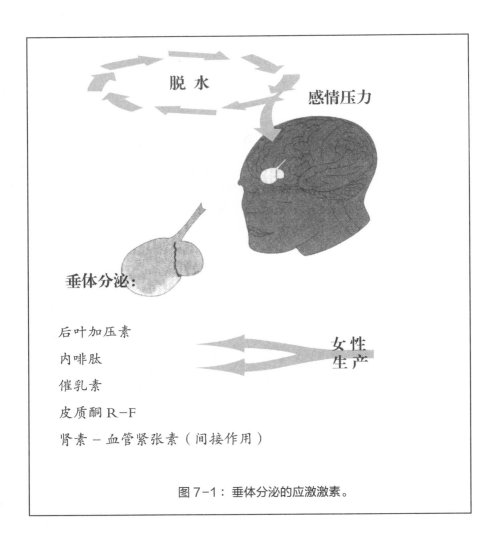

脱 水

感情压力

垂体分泌：

后叶加压素

内啡肽

催乳素

皮质酮 R-F

肾素 - 血管紧张素（间接作用）

女性
生产

图 7-1：垂体分泌的应激激素。

由于女性需要面对月经和生产的生理压力，她们合成内啡肽和催乳素这两种激素的能力很强。内啡肽能够帮助她们忍受痛苦，而催乳素则可以保证婴儿通过母乳获得充足的水分和营养供应。

我们应该把母乳看作多种物质的水溶液，在水的带动下进入婴儿的内部器官。不同种类的哺乳动物，乳汁成分也不尽相同，因为它们的后代有不同的需求。牛奶能够满足一头小牛的营养需要，而小牛生下几个小时就能行走。牛奶比人乳更黏稠，脂肪含量更高——人乳含有 88.5% 的水分，3.3% 的脂肪和 1.5% 的蛋白质，而牛奶只含有 87% 的水分，却含有 3.5% 的脂肪和 4.1% 的蛋白质；人乳比牛奶要甜——人乳含有 6.8% 的乳糖，而牛奶只有 4.8%。

乳房是婴儿获得水分的"喷泉"。

能导致催乳素分泌增加的情况：

脱水；

压力；

过量的阿斯巴甜（减肥饮料）摄入。

已经证实：催乳素水平过高，

可导致小鼠患乳腺癌。

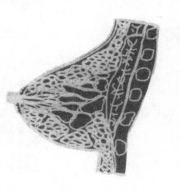

图 7-2：能导致人体催乳素分泌增加的各种情况。

由于母乳含有大量的水分（水分是婴儿成长最需要的物质，比乳固体更重要），人类乳房的主要结构很像一个喷泉，主要功能是生成足够的水分，而合成其他成分的过程只是其次要功能。

催乳素与抑郁症

　　接下来我会解释，为什么抑郁能够引起催乳素分泌的增加，甚至可能诱发乳腺癌。在正常情况下，所有激素的分泌都受多重平衡调节机制的控制，催乳素也不例外。只有当外界条件对这种调节机制造成抑制时，才会导致催乳素的分泌失调。上文中，我已经阐述了压力对催乳素分泌的直接影响。

　　压力还能导致人体中酪氨酸的大量消耗，减少多巴胺的合成，从而对催乳素的分泌产生间接影响。多巴胺是一种神经递质，能够防止抑郁，同时也对催乳素的分泌有着很强的抑制作用。人脑处于抑郁状态时，多巴胺水平会降低，从而增加催乳素的分泌。如果此时人体内的癌细胞已经初步成形，这一作用就会产生十分严重的后果。

　　阿斯巴甜是一种人造甜味剂，仅在美国就在超过 5000 种的食品中使用。阿斯巴甜能够对催乳素的分泌起到很强的促进作用。进入人体后，阿斯巴甜能够分解为天冬氨酸和苯丙氨酸，以及甲醇。甲醇是一种剧烈的神经毒素，能够引发视斑等多种视觉疾病。苯丙氨酸是一种能为人体正常利用的普通氨基酸，但天冬氨酸则不然，它可以穿越血脑屏障，直接对大脑中控制乳腺的部位施加影响，这就是阿斯巴甜促进催乳素分泌的机制。

　　脱水对免疫系统的抑制作用能够诱发癌症，你已经对这一过程有了一定的了解。下面我将提供一些例证，以说明充足的水分供应对癌症的预防和逆转作用。

动物的 "食盐疗法"

水盐疗法的重要内容之一是，每天摄入足够的盐分——必须是未经提纯的海盐或矿物盐。海盐含有人体需要的 80 多种矿物质，这些矿物质对许多种动物来说也是必需的。事实上，盐的确能够对动物起到治疗作用，所以很多宠物食品才会专门添加盐分。

加里·维斯柏格医生是宾州威尔克斯 – 巴里地区的一位指压治疗师。有一次，他的脚痛得非常厉害，指压治疗也无法缓解这种疼痛。他碰巧遇上了鲍勃·巴茨（曾花 40 多万美元的宣传费用，向宾州东北部的人们介绍水盐疗法和盐对关节疼痛的缓解作用），鲍勃建议他每天入睡前含服一点儿海盐。维斯柏格医生听取了这一建议，结果他的疼痛很快就消失了。现在，维斯柏格医生已经把水盐疗法作为他治疗方案的重要内容。以下就是他的信，我希望你在了解动物的 "食盐疗法" 之前，先看一看盐对人类的效用。

巴特曼博士：

请务必在您的新书中引用此信，这将使我感到无上光荣。

水盐疗法在我的患者们身上发挥了神奇的效果，然而对我来说，这并不是最重要的，更重要的是我与他们之间建立的友谊——因为我所做的是正确的。

最近有位患者读过鲍勃发在报上的广告，于是来找我进行治疗。她的体重严重超标，健康状况每况愈下，而且不久前刚刚摔伤了桡骨，这让她根本无法出门。她打电话来询问水盐疗法的情况时，我告诉她，我可以上门提供医疗服务。坚持水盐疗法3个星期后，她不仅减轻了14公斤，而且可以自己离开住所，开车来我这儿接受进一步治疗了。

最近一次拜访她的时候，我惊讶地发现，她把我和我全家人都加进了她每天的祈祷对象名单中！对我来说，她这种认可的价值绝不是金钱能够衡量的。我从心底里感激您的理论。

如果我能够对您的工作有所帮助，欢迎随时来电。

加里·维斯柏格医生

正是这位维斯柏格医生开创了用盐治疗猫狗关节炎的方法，在这一方法的基础上，一些人现在用盐治疗宠物的癌症。以下是鲍勃·巴茨关于这方面的来信。

亲爱的巴特曼博士：

到今年8月，我认识您就整整10年了，这10年是我一生中最有意义的10年。尽管我见识过水盐疗法在许多病人身上的神奇功效，但最让我惊奇的，还是盐对宠物的晚期关节炎、晚期癌症和糖尿病的治疗作用。

我的朋友加里·维斯柏格医生是一位指压治疗师，尽管他几年前曾用水盐疗法治好了自己的脚痛，却仍然对盐的功用持保留态度。为了说服他，我建议他去找一只患有晚期关节炎或者晚期癌症的宠物，说服宠物主人在它每天的饮水中增加10克左右的海盐。

我自己并没有养过宠物，但我觉得这样应该能行，因为人们一般只给宠物喝水，不会注意给它们补充盐分。宠物患关节炎和癌症的机制和人差不多，而它们一般都能喝到足够的水，那么剩下的关键因素就只有一种——盐。

两个星期后，加里打电话告诉我，他的实验在一只叫作"皮特"的狗身上获得了成功。皮特是宾州塔纳斯威尔市的自然疗法医师P·J·马塞勒蒂的宠物狗，它的癌症已经发展到晚期，预期寿命大约只有一个月。马塞勒蒂医生按照加里的建议给狗服用盐分，结果3天内，狗的肿瘤就缩小了50%。这让马塞勒蒂医生非常惊讶，他决定自己尝试一下水盐疗法，看看能不能治好他的克隆氏肠炎。几天之内，肠炎的症状就基本消失了。这两位医生现在都在向各自的患者极力推荐您的理论，还在电视上做了免费讲座，详细讲解水盐疗法的方法和功效。

还有一只叫"米西"的猫，是堂娜小姐的宠物。这只猫患了乳腺癌，曾在康乃尔大学做过肿瘤切除手术，但术后不久肿瘤就复发了。堂娜读了我们发表在报纸上的文章，决定试着在猫食和饮水中加入海盐。没过几天，她的猫就恢复了健康，又能在家里上蹿下跳，像过去一样欺负她养的几只狗。"我现在逢人就讲水盐疗法的好处。"堂娜这样告诉我们。

就在几天前，宾州路泽恩市预防动物虐待协会会长洛莲·史密斯女士兴奋地打电话告诉我，"盐疗"在好几只患有严重关节炎的宠物身上都发挥了奇效，包括她自己的狗。开始服用海盐没几天，她的狗就又能自由地上下台阶了。著名广播主持人白瑞·法勃听说了我们的成功，邀请我们参加他的周日专访，把我们的好消息同更多的宠物主人们分享。2004年7月25日，洛莲和我一起参加了专访，向全国听众介绍了海盐对各种宠物疾病的治疗作用。

现在，宾州一带的许多兽医都采纳了宠物的"食盐疗法"。盐在宠物身上的功效，似乎正在改变一些宠物主人对水盐疗法的批评态度。

我们发布了这样的公开信：请将您的宠物故事附图发至 drb@watercure.com，我们会在一本即将出版的关于宠物疾病治疗的书中引用这些故事。

鲍勃·巴茨

的确，人们还远未了解盐的全部治疗功效。不过，动物实验的结果能够说明很多问题。下面，就让我们进入水盐疗法的具体内容，看一看究竟怎么治愈癌症、肥胖症和抑郁症。

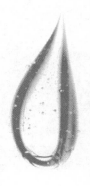

第四部分

如何根治

针对一切脱水症状的理想食谱

长期脱水能够让人体产生一系列不良症状，直至最终发展为严重疾病。脱水引发各种疾病的生理机制几乎是相同的。尽管早期脱水会在不同的人身上引发不同的症状，但如果人们借助药物暂时压制这些症状，而让脱水状况维持下去，前文提到的一系列症状或迟或早都会出现。

这在安德鲁·鲍曼的案例中表现得很明显。传统医学把他先后出现的各种症状归结为不同的"疾病"或"综合征"，并把其中一些"综合征"，如狼疮、多发性硬化、肌肉营养失调、胰岛素依赖型糖尿病（1 型糖尿病）等，单独归类为"自身免疫性疾病"。

许多在传统医学研究中被认为"病因不明"的疾病，其实都是人体脱水的表现。从过去的观念出发，我们无法根治这些疾病，只能对其施以治疗，期待这些疾病自然康复。

而在我的观念中，绝大多数这样的疾病都是人体局部脱水的表现，尽管表现形式可能多种多样。只要人体重新得到充足的水分供应，同时疾病还没有对人体造成不可逆转的损害时，这些疾病就完全能够得到"根治"。我也相信，对付营养缺乏症（也包括水分缺乏症），我们用不着像研发化学药剂一样小心翼翼。只要确认人体缺乏哪些营养，注意补充这些营养，我们就可以根治任何"缺乏症"！

很明显，所有脱水症状的解决方案都是相同的——喝水！尽管方法简单，成本低廉，却比任何药物和治疗手段都有效。

要根治脱水造成的各种症状，首先必须调整每天的水分摄入量。长期的脱水会造成人体内一些重要物质的流失，所以必须对这些物质进行补充，以恢复正常的代谢进程。换句话说，要彻底解决"水分缺乏症"，就必须解决水分缺乏引起的其他物质的缺乏。许多疾病，包括狼疮、艾滋病、癌症等自身免疫性疾病，都是这种综合缺乏症的体现。

怎样喝水

为了补充排尿、排汗和呼吸损失的水分和矿物质，人体每天至少需要补充 2 升水和适量的海盐。如果补充的水分达不到基本要求，就会增加肾脏的工作压力，因为肾脏必须努力增加尿液的浓度，才能用更少的水分排泄更多的废物。这就是肾功能衰竭的发病原因。

一般来说，人体每天总共需要 4 升左右的水分，其中 2 升通过饮水补充，另外 2 升则来自新陈代谢和食物中的水分。这些水分中，2 升左右用于排尿——这样肾脏的工作压力相对较轻（尿液透明澄清略带黄色，说明肾脏有充足的水分供应），1 升多随呼吸蒸发，剩余部分则供应汗液和皮肤表面的水分蒸发。粪便也会携带一些水分，以使肠道正常蠕动。如果天气炎热，人体就需要更多的水分了。

体重超标的人们可以按这样的大致标准安排饮水：每天喝体重1/32 的水。也就是说，体重为 96 公斤的肥胖人士每天应该喝 3 升左右的水。

　　如果你感到口渴，一定要立即喝水，即使你正在吃饭。吃饭时喝水并不会对消化造成太大的影响，但在脱水状态下吃饭却会对身体造成损伤。

　　早上起床后至少先喝 2 杯水，以补充 8 小时睡眠期间蒸发掉的水分。以下就是一天的剩余时间中最合适的喝水时刻：

　　饭前半个小时，喝 1 ~ 2 杯水，让水把你的身体调整到最适合摄入食物的状态。对于肥胖症、抑郁症和癌症患者，饭前应至少喝 2 杯水。在半个小时内，水分会被人体充分吸收，再形成胃液，使胃准备好消化食物。饭前喝水的习惯能够预防胃胀、心口灼热、肠炎、便秘、憩室炎、克隆氏肠炎、裂孔疝、肠道癌等多种肠胃疾病，当然，也能预防肥胖。

　　饭后两个小时至两个半小时，喝 250 ~ 400 毫升水（你的饭量越大，需要的水越多）。这样可以刺激饱足激素的分泌，促进肠道的消化功能。同时，这样也能防止你因为缺水而产生虚假的饥饿感。

　　在一天中的其他时间，随时喝水以预防干渴。进行任何体力活动之前，一定要喝一些水。我会在后面的章节中告诉你如何补充盐分。

解决脱水并发症

　　要彻底解决脱水造成的各种并发症，就必须改变你的生活方式。水盐疗法的核心在于：

· 充足的水分和盐分补充。

· 定期锻炼。

· 均衡食谱，包括富含矿物质的大量水果和蔬菜，以及足够的脂肪。不必特意避免摄入胆固醇。

· 远离咖啡因和酒精饮料。

· 冥想，以消除不健康的思想。

· 远离人造甜味剂。

记住，脱水在导致哮喘的同时，能够对人体造成长期性的损害。正是因此，哮喘对儿童来说尤其可怕，会给他们的一生带来许许多多的问题，正如安德鲁·鲍曼的例子那样。我一直致力于在儿童中彻底消除哮喘，因为我深知脱水对儿童的损害有多严重。

水在人体中的主要功能如下：

· 负责血细胞的运输——血细胞是免疫系统的核心。

· 是许多关键物质，包括氧和各种矿物质的溶剂。

· 作为组织液的主要成分，填充细胞间隙。

· 维持细胞膜和细胞内部膜结构的稳定。

· 大脑和神经元中，神经信号的传导建立在钠钾离子快速出入细胞膜的基础上。自由水分能够通过细胞膜，对钠钾离子泵产生驱动作用。

· 部分离子泵同时也负责维持跨膜电势差。总之，神经传导必须通过自由水分发挥作用。在渗透压的作用下，水能够制造电势差。

· 细胞膜为磷脂双分子层结构，双分子层之间是一薄层不断流动的水，大部分外来信息都是在这里被处理的。在脱水状态下，这层水中的酶的活性会减弱，从而降低细胞的生理活性。此时，细胞膜需要依赖胆固醇的黏合作用维持结构的稳定（如图8-1）。

· 目前，人们认为ATP（三磷酸腺苷）是主要的能量储备物质，它"燃烧"生成的"热"使细胞内的化学反应得以进行。这种观点使人们对水在人体能量供应系统中的重要作用视而不见。

· 水是人体能量和渗透压调节的核心因子。钠离子和钾离子与离子泵连接时，就起到"发电机转子"的作用。水在越过细胞膜的同

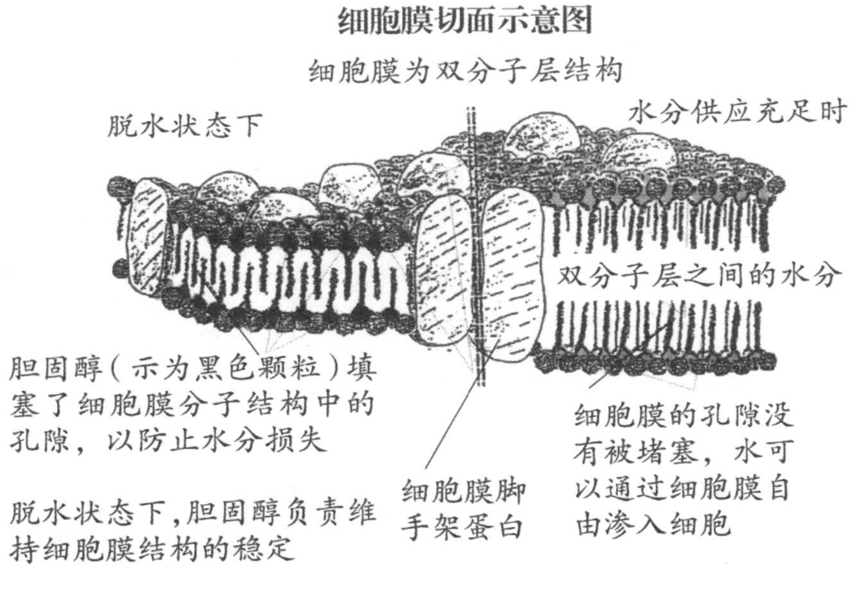

细胞膜切面示意图

细胞膜为双分子层结构

脱水状态下

水分供应充足时

双分子层之间的水分

胆固醇（示为黑色颗粒）填塞了细胞膜分子结构中的孔隙，以防止水分损失

脱水状态下，胆固醇负责维持细胞膜结构的稳定

细胞膜脚手架蛋白

细胞膜的孔隙没有被堵塞，水可以通过细胞膜自由渗入细胞

图8-1：脱水状态下和水分供应充足时，细胞膜双分子层结构和双分子层之间水分的示意图。双分子层之间的水分层起到"高速公路"的作用，为细胞同外界之间的化学作用提供快捷通路。

时推动离子泵"旋转"，就产生了水电势能。离子泵不断工作产生的能量主要以三种形式储存：

1. ATP 是一种能量储存形式。

2. 另一种能量储存形式是 GTP（三磷酸鸟苷）。

3. 第三种形式则是内质网储备的钙离子。内质网每储备 2 个钙离子，就能通过其间的化学键储存相当于 1 个 ATP 分子的能量。内质网每释放 2 个钙离子，同时释放的能量就能够合成 1 分子 ATP。这一机制使得骨骼不仅是人体的"脚手架"，同时也是一座"能源库"，其中的钙离子可以用于制造能量。当脱水导致水电势能供应不足时，人体就会消耗骨骼中的钙离子获得能量，长此以往，就会导致骨质疏松。

·食物中营养物质携带的能量，归根结底都来源于水和阳光。可以说，包括人类在内的所有生物，都是靠水制造的能量存活的。细胞膜内外的电势差，同时也能使跨膜蛋白发生构象改变，激活这些蛋白的生化反应活性。不幸的是，科学界对人体依赖水电势能的程度十分缺乏认知。

水是人体最需要的营养物质

以下是你的身体需要水的其他一些理由：

·任何生命都离不开水。

·缺水会使人体的许多生理功能受到抑制，直至这些功能彻底丧失。

· 水是人体内能量的主要来源。

· 水在人体内的每一个细胞中制造电磁能量，从而为生命提供动力。

· 水可以保护 DNA，并提高 DNA 修复机制的效率，从而减少 DNA 变异的可能性。

· 水能极大地提高骨髓中免疫系统的工作效率（包括抵抗癌症的能力），而骨髓是人体免疫系统的核心。

· 水是所有有机营养物质、维生素和矿物质的主要溶剂，可以将食物分解为更细小的颗粒，这样人体才能对食物进行消化吸收。

· 食物分解的能量主要来源于水，如果没有水，食物就无法为人体提供能量。

· 水能提高人体对食物营养成分的吸收效率。

· 水是人体内一切物质运输的基础。

· 水能增加红细胞在肺部摄取氧的能力。

· 水能为细胞输送氧气，并带走细胞产生的废气，携至肺部排出体外。

· 水将人体各部位产生的有害废物运输至肝脏和肾脏，经处理后排出体外。

· 水是关节滑液的主要成分，能够预防关节炎和腰痛。

· 水在椎间盘中起到"缓冲垫"的作用。

· 水是最好的通便剂，可以预防便秘。

· 水能预防中风和心脏病。

· 水能防止心脏和大脑中的血管栓塞。

· 水是人体制冷（排汗）和加热（制造能量）系统的关键物质。

· 水电势能是大脑活动，尤其是思考的主要能量来源。

· 所有神经递质，包括血清素的合成，都需要水。

· 所有激素，包括褪黑素在大脑中的合成，都需要水。

· 水能预防儿童和成年人的注意障碍多动综合征（多动症）。

· 水能帮你集中注意力，提高工作效率。

· 水比任何人造饮料都能提神，而且完全没有副作用。

· 水能减轻压力，预防焦虑症和抑郁症。

· 水是高质量睡眠的保证。

· 水具有抗疲劳作用，能让你精力充沛。

· 水是皮肤最好的润滑剂，能预防皮肤老化。

· 水能让眼睛更有光泽。

· 水能预防青光眼。

· 水能维持骨髓造血功能的正常运作，预防白血病和淋巴瘤。

· 水是免疫系统高效工作的关键物质，是免疫系统抵抗外来感染和癌细胞的保证。

· 水能稀释血液，预防血栓。

· 水能减缓经期疼痛。

· 水和心跳共同防止血液形成"沉淀"。

· 人体可以靠脂肪储存多余的能量，却没有额外的水分储备机制。所以，人必须经常喝水。

· 脱水会阻断性激素的合成，造成性无能和性欲丧失。

· 经常喝水可以帮助人更好地区分干渴感和饥饿感。

· 水是最好的减肥药，无须节食就能达到减肥效果。

· 脱水会造成组织内部、脂肪层、关节、肾脏、肝脏、大脑和皮肤中的有害物质堆积。补充足够的水分，这些有害物质就可以及时排出体外。

· 喝水能预防孕期晨吐。

· 水能增强大脑和身体的一致性，让人更容易达到目标。

· 水能防止失忆，预防阿尔茨海默病、多发性硬化症、帕金森病和卢伽雷氏症（肌萎缩侧索硬化症）。

· 水能消除人体对咖啡因、酒精和一些毒品的成瘾症状。

水是血液的主要成分

当人体内水分供应充足时，血液约含有94%的水分（红细胞就像一个个"水袋"，其中的血红蛋白使它们呈现红色），而体细胞中仅含有75%的水分。这样就形成了细胞内外的渗透压差，从而驱使水分进入细胞。每个细胞的细胞膜上都具有几十万个泵蛋白分子，如同水电站的涡轮发电机一样。当水分进入细胞时，就会推动这些"发电机"，产生水电势能，同时造成细胞内外钠钾离子的交换。

只有自由水分（你不久前喝下的水）才能制造水电势能。你之前喝的水此时正忙于体内的种种化学反应，无暇他顾。水电势能是大脑主要的能量来源，因此，水可以说是最好的提神饮料。水作为能源的好处在于，将能量储存在细胞中的能量物质中后，多余的水会被排出体外，不会像脂肪一样在人体中积累。

如果人体长期处于脱水状态，细胞的能量储备就会逐渐枯竭，从而被迫从食物中获取更多的能量。在这一过程中，人体会逐渐积累脂肪，同时分解自身储备的糖原和蛋白质，因为糖原和蛋白质的分解过程比脂肪快得多。这就是多达 37% 的美国人体重超标的原因——他们的身体经常处于脱水状态。

水是人体主要的能量来源

"水解"（在水的作用下分解）一词描述了水在其他物质代谢过程中发挥的作用。蛋白质分解成氨基酸的过程，脂肪分解成脂肪酸和甘油的过程，都属于水解过程。顾名思义，"水解"离不开水。也可以说，水解过程是水自身的代谢过程——水通过自身分解为人体提供能量的过程。正是因此，我们在进食前必须为身体提供足够的水分。

让我们复习一下水在能量代谢中的关键作用。

$$MgATP^+ + H_2O = ADP^{3-}/ADPH^{2-} + Mg^{2+}/H^+ + H_2PO^{4-}/HPO4^{2-}$$

| 600 | 1500 | 600 | 998 | 1168 | 318 | 1251 |

图 8-2：能量单位为千焦（1 千焦为 0.238 升水温度升高 1 摄氏度需要的能量）。

1 单位镁 –ATP 作为能量物质储存在细胞膜中时，约含有 600 单位的能量。镁 –ATP 充分水解后，生成物的能量总和约为 5835

单位。[①]

　　我们通过消化食物吸收的所有营养物质，都必须经过水解，才能为身体所利用。这就是水的神奇效应。

　　现在你已经知道，水是一种营养物质，是人体主要能量的来源。水不仅直接提供能量，还负责溶解各种矿物质、蛋白质、蛋白等水溶性物质，通过血液循环把这些营养物质输送到全身。可以把血液比作大海，红细胞、白细胞、血小板以及各种酶则是其中的游鱼，向着各自的生理目标游动。事实上，血清的矿物质成分几乎同海水完全一致。

　　人体无时无刻不需要水，尿液的颜色可以很好地衡量人体是否缺水。水分供应充足时，如果尿液中不含维生素及食物色素，则呈微黄色的澄清状态。当人体脱水时，尿液就会变成深黄色甚至橘黄色。另外，水分供应充足的人绝不会便秘，便秘的人一定处于严重的脱水状态中！

　　在下面的两章中，我会简述矿物质和食物中各种营养物质的作用。

---

① 　数据来源：P.乔治研究组发表于《生物化学与生物物理》杂志1970年第1期的相关论文。

矿物质的关键作用

　　一些矿物质元素必须通过胃液的酸性环境，才能为小肠黏膜所吸收。人体大量需要的矿物质元素包括钠、钾、钙和镁。市场上几乎所有"日服 1 粒"类的维生素营养药都含有人体必需的矿物质元素，除了钠、钾和钙；其余的矿物质元素则可以从食物中获得。每天服用矿物质和维生素营养药是一种必要的"保险"，因为如果食物中的矿物质含量较低，或是食谱中缺乏足够的水果蔬菜，就可能导致矿物质或维生素的缺乏。

　　有毒的矿物质元素包括汞、铅、铝、砷和镉，过量的铁也会对人体产生毒性。要避免摄入这些矿物质元素，当胃液的酸性低于正常值时，这些元素就更容易进入人体。

　　随着年龄的增长，一些人的胃酸分泌会逐渐减少，甚至完全停止。这种情况一般称为胃酸缺乏症。胃酸缺乏症患者很容易缺乏矿物质元素，并且难以消化肉类和其他蛋白质食物。

　　吃饭时吃一些泡菜可以预防胃酸缺乏症，加了醋的凉拌色拉也有同样的功效。消化不良的人应该养成吃饭时吃一些泡菜或柠檬的习惯。

人体为何需要矿物质

矿物质对细胞生理活动的重要性仅次于水。尽管钾、钙、镁、锌、硒、钼、铜、锰、硼、钒、硅等元素在血液中的含量很少，但它们都是维持细胞内生理活动的关键物质。这些矿物质可以保存细胞中的水分，维持"李子形"细胞的形状和结构，并调节细胞内的酸碱平衡。

当细胞缺乏矿物质元素时，就无法通过正常途径保留足够的水分，必须依靠细胞膜中的莲蓬头状结构（图6-6）强制摄入水分。要实现这一过程，就需要足够的渗透压。

细胞内矿物质的缺乏越严重，需要的渗透压就越大。当渗透压高到一定程度时，就形成了高血压。可以说，高血压是人体缺乏矿物质的表现。如果每天摄取足够的矿物质，使细胞内的矿物质含量回归正常，高血压就会不治而愈。细胞中重要的矿物质元素包括钾、钙、镁、锌和硒。

一些关键矿物质元素的作用

钾是细胞内部最主要的水分调节因子，能够维持细胞内的渗透压，使细胞的"李子形"结构保持稳定。细胞外液的渗透压则由钠离子来维持。细胞膜上的钠钾泵蛋白不断工作，维持细胞内外钠钾离子的浓度差。每次有2个钾离子通过钠钾泵进入细胞，就会有 3 个钠离子排出细胞外。钠钾泵的这种"推拉作用"是细胞生命的基础。

当人体处于脱水状态时，钠钾泵没有充足的能量供应，无法正常工作，就会导致一部分钾离子流出细胞，并最终进入尿液排出体外。除了这种机制外，大量出汗也会造成钾离子的损失。当细胞的钾离子损失达到一定程度时，人体就会进入持续的脱水状态，直到通过饮食摄入足够的水分和钾为止。如果人体长期处于缺乏钾离子的状态，还会导致肾脏中积存过多的钠离子，从而诱发高血压、高血胆固醇、心脏病和心律不齐等疾病。

葡萄干、李子干、杏干、椰枣、马铃薯、鳄梨、蚕豆、利马豆和绿豆等干果、豆类和蔬菜都含有丰富的钾。香蕉、番茄、花椰菜、全麦面包、扁豆、橙子、牛奶、酸奶、鸡蛋和奶酪也属于钾含量较高的食物。

如果担心高血压和心脏病，你应该尽量多地摄入钾、钠、钙等矿物质元素，维持饮食中这些元素与钠元素之间的平衡。成年人每天需要摄入多达 4 克的钾。除了橙汁之外，胡萝卜汁、番茄汁和蔬菜汁也含有丰富的钾。

钠和镁都是人体内的"生电元素"，它们在细胞内的活动能够制造电势差，与钠钾泵制造电势差的工作原理相似。这种电势差能够推动一系列生化反应的进行。当然，这一切都离不开水。

钙是人体内含量最高的矿物质元素。钙能够蓄积能量，并将这种能量储存在骨骼中。当人体面临紧要关头，不得不使用储存在钙质中的能量时，骨骼中的部分钙质就会分离出来，最终通过尿液流失。如果人体长期处于脱水状态，无法产生足够的水电势能，就会导致这种作用频繁发生，使骨骼的密度和强度下降，从而造成骨质疏松。

同时，在脱水状态下，人体无法产生足够的尿液，以排出从骨骼中释放的钙。多余的钙质会在肾脏中堆积起来，逐渐破坏肾脏的精密结构，最终形成肾结石。严重的肾结石患者可能需要依靠透析机维持生命，或是进行手术更换肾脏，但如果他们当初注意喝水的话，这样的情况根本就不会发生。

所有的激素分泌腺和消化腺都需要钙的作用，才能正常释放激素和酶。

富含钙质的食物包括牛奶和奶制品，如奶酪和酸奶；以及植物种子，如芝麻和南瓜子。扁豆、无花果、蚕豆、豆瓣菜、各种坚果、橄榄、椰菜、干果、鸡蛋、马铃薯和大多数绿色蔬菜也都含有较多的钙质。

镁是大脑、心脏、肾脏、肝脏、胰腺、生殖器官和许多其他组织中维持能量代谢稳定的关键元素。镁与 ATP 结合后再水解，可以将 ATP 的能量提高一个数量级，从 600 单位能量上升到 5835 单位。人体数百亿神经元之间的信息交流需要大量的能量，而要产生这些能量，镁的作用必不可少。同样，心肌要维持稳定的搏动频率，也需要依赖镁的调节作用。

人体细胞中有许多必需的矿物质元素，但只有镁能够维持生理功能的连贯性。细胞如果缺乏镁，不仅会影响工作效率，而且会缩短寿命。镁在涉及蛋白质、糖原和脂肪代谢的 300 多种酶促反应中都起着重要作用，并能帮助稳定血糖水平。尽管人们还没有意识到，但镁缺乏症的确会给人体带来很严重的问题。

"硬水"中含有大量的镁。以硬水为主要饮用水的人们，心脏病和心律不齐的发病率相对较低。如果饮食中长期缺乏镁，就可能诱发高血压和心律不齐，后者是人体缺乏镁的重要表现之一。饮食中镁和钙的合理比例约为5 ∶ 2。饮用天然水可以为身体补充一部分镁，而如果以蒸馏水或过滤提纯水作为饮用水，就必须额外注意镁的补充。

　　碳酸饮料中含有大量的磷酸，而磷酸会导致人体内部镁的流失。摄入体内的磷酸能够带走等重的镁，摄入的磷酸越多，镁的流失就越严重。这是碳酸饮料对人体的又一大危害，能够导致许多严重的健康问题。

　　衰老是人体多种缺乏症并发的直接结果。首先是脱水，之后是脱水引发的一系列矿物质缺乏，而镁的缺乏最为关键。缺乏镁会影响免疫系统的工作效率，使人体无法从心脏病、癌症等疾病中自然康复。可以这样说，如果你没有患任何脱水导致的矿物质缺乏症，你就根本不会患心脏病或是癌症。要促进疾病的自然康复，首先必须补充足够的水分和关键矿物质。

　　补充矿物质时，应注意各种矿物质成分之间的均衡。食物是矿物质的最佳来源。未经提纯的海盐或矿物盐也是一种食物，它含有80多种人体需要的矿物质。但盐分并不能作为矿物质的唯一来源，因为其中钠的含量过多，你的身体无法承受。

　　绿色蔬菜中的叶绿素，植物种子——扁豆、豌豆、蚕豆、杏仁、花生、大麦、糙米、玉米，以及麦麸、麦芽和鳄梨等食物都含有丰富的镁。镁含量最高的食物是海藻，而海藻中同时也含有丰富的碘。牛奶和鸡蛋也含有较多的镁。

锌负责维持 DNA 的装配和基因的准确表达。在半胱氨酸的协助下，锌能够形成"锌簇""锌螺旋""锌指"等结构，对 DNA 分子起到固定作用。锌在 200 多种酶和关键蛋白质的合成中都起着重要作用。细胞膜胰岛素受体的合成需要大量的锌，而胰岛素受体在糖尿病的预防中起着关键作用。所以，你的日常饮食中绝不可以缺少锌。

爆米花含有十分丰富的锌，芝麻和南瓜子等植物种子也富含锌。牛肉、奶酪、小麦、蟹肉、山核桃、花生、利马豆、扁豆等都是含锌较多的食物，杏仁、榛子、鸡蛋和大豆也能为人体提供一定的锌。

饮酒、钙和铁的过量摄入、食物纤维摄入过多、蛋白质摄入不足、肝脏和胰脏病变等都有可能造成锌缺乏症。

硒对细胞健康的作用同样重要，硒和锌的缺乏可以对人体的各种功能，尤其是免疫功能产生毁灭性的伤害。幸运的是，人体通常储存有大量的硒和锌，当饮食中缺乏这两种元素时，可以暂时使用这些储备，直到你再度摄入足够的硒和锌为止。如果一个地区的土壤中硒和锌的含量不足，这种不足就会体现在该地区所有的食物产品中。据说，东非地区的土壤中硒的含量极度贫乏，而西非地区的土壤中则含有丰富的硒。曾有科学家提出这样的观点：艾滋病能够在东非地区快速蔓延，却从未在西非地区大规模发作过，正是因为人们饮食中硒含量的不同。

许多癌症都会导致人体缺硒，并表现为谷胱甘肽过氧化酶缺乏症。

麦芽、坚果、全麦面包、糙米、大麦、啤酒、虾、燕麦、鱼类、蘑菇、大蒜和橙汁等食物都含有丰富的硒。豌豆和鸡肉也能为人体提供一定的硒。

盐：永远的良药

任何生物要生存都离不开盐，人类也不例外——特别是患有哮喘、过敏症和自身免疫性疾病的人。

历史上，盐一直都为人们所珍视。在一些文化中，盐的价值相当于等重的黄金。沙漠地区的人们尤其明白盐的宝贵，对他们来说，盐矿的重要性甚至超过了金矿。盐的价值在《圣经》中就有所体现。

最近几十年来，无知的"保健专家"们和人云亦云的媒体一直在努力抹杀盐的功用。尽管如此，人们还是渐渐重新意识到了盐的重要性。

水、盐（钠）和钾共同对人体的水成分起到调节作用。水能够出入细胞，在离开细胞的同时带走代谢废物。细胞内的钾能够与水结合，使一部分水分滞留在细胞内，维持细胞的稳定结构和生理功能。即使在植物界，各种水果也是通过细胞内的钾离子维系自身结构的。我们可以通过食用水果和蔬菜获取生理活动需要的钾，但无法通过类似的手段获得足够的钠，所以必须通过食用盐分来补充。

盐能够使一部分水分留在细胞外（钠离子的水分保留作用），从而与钾共同维持细胞内外的水分平衡。

人体内的水分形成了两片"海洋"，分别位于细胞内和细胞外。要维持人体的健康，这两片"海洋"之间必须形成合适的水分平衡。通过摄取足够的水分、富含钾和维生素的水果和蔬菜，以及盐分，人体才能随时维持这种平衡。

当人体缺乏水分，水无法自由进入细胞时，逆渗透作用就会强行使一部分水从细胞外的"海洋"中进入最关键的细胞，维持这些细胞的生理功能。在这种状况下，大脑会命令肾脏滞留一部分的盐分和水分，这就是脱水引发浮肿的机制。

　　如果人体的脱水状况严重到一定程度，逆渗透作用会成为细胞的主要水分来源，就需要提高细胞外液（包括血液）的压力，从而使逆渗透更容易进行。这就是脱水引发高血压的机制。

　　水分进入细胞的过程在人们夜间睡眠时最容易发生，因为这时人体处于平躺状态，白天因为重力作用而滞留在腿部的水分可以自由进入血液。然而，如果人体经常需要靠逆渗透作用为细胞提供水分，平躺状态就会导致肺部积水，影响正常的呼吸。这一症状一般称为心型哮喘。

　　尽管心型哮喘同样是脱水导致的，但不能通过立即大量补充水分的方式来缓解，因为突然增加的水分摄入会给肺部造成极大的工作压力。必须慢慢增加喝水的量，直到排尿速率与喝水速率基本持平。

　　当我们为身体供应足够的水分时，就会产生澄清透明的尿液，这种尿液能够带走体内多余的盐分。这就是喝水消除浮肿的机制。用不着服利尿剂，只要喝更多的水！水就是最好的天然利尿剂。

　　如果你长期浮肿或是心律不齐，那么必须注意不可操之过急，要慢慢地逐渐增加水分的摄入。在最初的两三天之内，不要特意补充盐分，因为身体还没有从滞留盐分的机制中恢复过来。等到浮肿症状消失，你就可以正常补充盐分了。

盐的一些神奇功效

除了水分调节之外，盐在人体中还发挥着许多作用。以下就是盐的一些功效：

· 盐是一种强力的天然抗组胺药物。服用盐分可以缓解哮喘：每次喝水之后，含服一小撮食盐，效果比哮喘喷雾剂还要好，而且完全没有副作用。记住，必须在喝过 1～2 杯水之后才可以服用食盐。

· 盐能帮助人体抵抗压力。

· 盐能帮助人体细胞，尤其是脑细胞排出多余的酸性物质。如果你希望预防阿尔茨海默病，一定要经常补充足够的盐分，不要长期服用利尿剂！

· 盐能帮助肾脏排泄酸性物质。如果人体缺乏盐分，就会越来越偏酸性。

· 盐在各种精神性疾病的治疗中都能起到关键作用。人们经常用锂盐治疗抑郁症，而事实上，食盐完全能起到相同的作用。

· 盐能维持大脑中血清素和褪黑素的分泌。充足的盐分和水分供应可以使人体完全发挥自我清洁作用，无需浪费宝贵的色氨酸、酪氨酸等氨基酸合成抗氧化剂。这样节约下来的色氨酸可以在大脑中转化为血清素、褪黑素、吲哚胺和色胺——这些都是具有抗抑郁作用的神经递质。

· 盐对癌症的预防和治疗也能起到促进作用。癌细胞是厌氧细胞，只有在低氧酸性环境下才会蔓延，无法在富氧环境下生存。当人体有充足的水分供应时，盐能够加强血液循环，使人体各部位都能得到足够的氧。血液中的氧和免疫细胞能够进入癌变组织，摧毁其中的癌细胞。我已经解释过，脱水和盐分的缺乏都会对免疫系统产生抑制作用，从而削弱免疫细胞的活性。

· 盐能够有效遏制心律不齐，而且与传统医学的认识正好相反。同水一样，盐还是血压调节的关键因子之一。当然，盐和水分的摄入必须维持合理的比例。如果大量喝水，却不补充足够的盐分，就会造成血压升高。原因很简单：细胞内的矿物质是血压维持正常的保证，而这些矿物质很多都来自于未经提纯的盐分。

除了引起高血压外，低盐饮食还能导致类似哮喘的呼吸困难症状。如果你大量喝水，却不补充足够的盐，水分就只能在血液中维持很短的时间，甚至不足以填充全部血管。这种效应在某些人身上表现为晕厥，在另一些人身上则表现为动脉收缩，最终引发肺部细支气管的收缩，导致血压升高和呼吸困难。只要喝1～2杯水，再含服一小撮海盐，就可以迅速使过高的心率平复下来。如果经常注意补充水分和盐分，就能彻底治愈呼吸困难，并使血压恢复正常。

· 盐是调节睡眠的关键因子，是一种天然的催眠剂。临睡前喝一杯水，再在舌头表面放几粒盐，就能让你自然熟睡。使用盐之前一定要记得喝水，否则很容易流鼻血。

· 盐对糖尿病患者来说必不可少。盐可以调节血糖浓度，降低糖尿病患者对胰岛素的依赖性。充足的水分和盐分供应可以保护人体免受糖尿病的次级伤害。

· 人体细胞制造水电势能的过程需要盐，盐是细胞能量供应中必不可少的一个元素。

· 神经元之间的信息传导和处理过程都需要盐。

· 盐能帮助肠道吸收食物中的营养物质。

· 盐能帮助人体清除肺部的黏液栓塞和黏痰，这对哮喘、肺气肿和囊肿性纤维化的病人十分重要。盐可以增强黏液的流动性，使黏液易于脱离肺泡和细支气管表面。

· 含服食盐可以治疗长期干咳；水能够增强这一治疗作用。

· 盐对黏膜炎和窦道充血都有治疗作用。

· 盐能治疗痛风和痛风性关节炎。

· 盐能预防抽筋。

· 盐能防止睡眠时唾液的过度分泌。如果你睡觉时经常流口水，就说明你的身体需要补充盐分。

· 水分和盐分的短缺会造成骨质疏松。人体中超过20%的盐分储存在各处骨干中，从而为长骨干提供了足够的强度。如果饮食中缺乏盐分，人体就会使用骨干中的盐分"应急"，以调节血液的渗透压。当骨干中的盐分损失达到一定程度时，后果可想而知。

· 通过间接促进褪黑素和血清素的分泌，盐能够增强你的自信心，使你以积极的态度看待问题。

· 盐是维持性功能和性欲的必需物质。

· 盐能够消除"双下巴"。缺乏盐分会导致人体脱水，而脱水状态下唾液腺会膨大，以分泌更多的唾液帮助咀嚼和吞咽。由于唾液腺需要更多的水分才能工作，附近毛细血管的通透性会增强，以使水分更容易渗透进唾液腺细胞内。渗出的水分中，一部分会进入唾液腺周围组织，造成下巴、脸颊和脖子部位的膨大。

· 盐能预防腿部静脉曲张。

· 未经提纯的海盐和矿物盐含有 80 多种人体必需的矿物质和微量元素。海盐比市场上常见的精制盐对人体更有益，因为精制盐不仅缺乏矿物质成分，而且为了保持粉末状的结晶态，一般还含有添加剂。铝具有极大的神经系统毒性，是阿尔茨海默病的主要诱因之一。而直到不久前，铝还是防止食盐受潮结块的主要添加剂。如果你在超市里看到食盐包装袋上的成分列表中包括了铝，那么不仅不要购买，而且要提醒超市经理停止销售这种食盐。

· 动物实验已经证明，未经提纯的海盐不仅可以起到止痛作用，而且能够治疗癌症（参见有关癌症的相关章节）。

· 盐能帮助肌肉维持张力和收缩力。缺乏盐分可能会引起小便失禁，因为尿道括约肌无法正常收缩。

以下是 60 多岁的多特丽·里德女士的来信，这封信能够说明很多问题。正是盐帮助里德女士克服了多年来困扰她的小便失禁问题。我在这里引用这封信，是为了提醒美国的几百万老年人，盐能帮助他们解除需要时常佩带护垫的烦扰。

亲爱的巴特曼博士：

1999 年 6 月 25 日，我膝盖处的疼痛变得难以忍受，不得不请假回家。（这是一处旧伤，最初是由一位指压师按摩手法不当引起的，后来又磕伤过。）疼痛让我简直无法行走，只能长时间卧床休息。

感谢上帝，我拿到了您的书《水是最好的药》和配套磁带。到了7月3日，我决定尝试在附近散步。第二天，我就走了6个街区去教堂做礼拜。第三天，也就是7月5日，我一连骑了7个小时自行车，中间只有两次停下来上厕所。我的膀胱一直有问题，经常小便失禁，所以出发前带了备用衣物。结果，这些衣物完全没用上——我不仅一点儿都没把自己弄脏，而且丝毫没有感到疲劳，甚至临睡前还散了会儿步。

我一直都很瘦，能吃的东西不多。可突然之间，好多多年来不能吃的东西又变得可以吃了——桃、甜瓜、西瓜、番茄、菠萝，甚至还有糖块，这些东西再也不会对我产生副作用了，我可以放心享受了。

多年来，我只喝水，基本不喝别的东西。然而，我却犯了一个天大的错误——不吃盐。结果是，我身体的许多其他部位都不堪重负。

现在，我仍然有一些健康问题需要解决，但我已经学会了倾听身体的声音。我期待着彻底摆脱胃肠胀气、消化不良、循环问题和过敏症的那一天。可以说，现在的大多数日子里，我的感觉都比从前好多了。我对您给予我的帮助真是不胜感激。

您为人们做了这么多好事，愿上帝保佑您！

多特丽·里德

盐对哮喘患者很有好处，而钾则会使哮喘症状加重。吃过多的香蕉，喝过多的橙汁，从饮食中摄入过量的钾，特别是在锻炼前摄入，很可能会导致哮喘发作。为了预防哮喘，可以在锻炼前服用一些盐，这样可以增强肺的气体交换能力，并防止出汗过多。

在橙汁和其他富含钾元素的果汁中加入一点儿盐，可以均衡其中的钠和钾，从而维持细胞内外的正常水分比例。在一些文化中，食用富含钾元素的瓜果之前加一些盐，不仅可以增加甜度，而且还能均衡其中的钠钾成分。

我的一位读者曾打电话告诉我，他是如何无意中伤害了他的儿子。他知道橙汁富含维生素 C，所以强迫儿子每天喝好几杯橙汁。当时，儿子越是不愿喝橙汁，父亲越要强迫他喝，因为父亲相信喝橙汁对身体有好处。结果，儿子患上了严重的哮喘，直到上了大学才摆脱了父亲的影响，他的哮喘才彻底痊愈。这位读者告诉我，他要打电话给儿子，为儿子童年时代遭受的痛苦道歉。

多少盐分合适

按照粗略估计，你每喝 8 ~ 10 杯水（具体取决于杯子大小），就需要补充约 3 克盐（相当于半茶匙）。也可以这样换算：每喝 1 升水就应补充约 1.6 克盐。一天之中需要多次补充盐分，如果你因为锻炼而出汗，就需要补充更多的盐分。在炎热的气候下，你应该大量增加盐分的摄入，因为盐分关系到人体在燥热环境下的生存。

注射用的生理盐水含有 0.9% 的盐，即每升水含有 9 克盐分，这样调配出的生理盐水渗透压与人体体液相当。你每天的盐分总摄入量最多可以超出这一数值 1/3，即每升水摄入 12 克盐分，这样多余的盐分能够被身体储存起来。

警告：不要过度摄入盐分！你必须保证水分和盐分供应之间的

平衡，你的身体需要足够的水分才能排出多余的盐。如果某一天，你的体重突然急剧上升，就说明你摄入了过多的盐。减少下一天的盐分摄入量，尽量多喝水，让盐分通过尿液排出，这样可以消除身体组织的浮肿。

心力衰竭患者和需要靠透析机维持生命的肾衰竭患者，增加盐分摄入之前必须向医生咨询。

如果你决定开始按照我的疗法增加饮水量，最好每天加服 1 粒多种维生素制剂。如果你很少锻炼，或是很少吃水果蔬菜，就特别需要额外补充维生素。肉类和鱼类中的蛋白质富含硒和锌。如果你正处于压力之下，可以在服用多种维生素制剂之外，再额外补充一些维生素 B_6 和锌。

如果你患有唇疱疹或是生殖器疱疹，一定要注意补充维生素 B_6 和锌，因为疱疹很可能是锌缺乏症及其并发症的表现。

盐的真正价值在于其中含有的多种矿物质，钠只不过是其中一种。超市里销售的精制盐经过提纯，已经不再含有各种矿物质了，而且价格也比未经提纯的天然盐贵。现在，一些超市和健康食品专卖店已经开始销售未经提纯的海盐了。比海盐更好的是陆上盐矿出产的矿物盐，在美国的犹他州、萨斯塔山都有这样的盐矿。喜马拉雅山区出产的矿物盐在欧洲十分畅销，而且正在进入美国市场。盐矿通常都有数百万年的历史，不太可能被现代社会的污染所影响——除非有人恰好在附近埋藏了核废料。

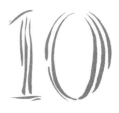

蛋白质

专家们认为，人体每天每公斤体重至少需要摄入 1.1 克高质量蛋白质。体重为 90 公斤的人每天至少要摄入 99 克蛋白质，才能维持身体的正常蛋白质组分，不至于让"饥饿"的身体开始分解肌肉组织。

儿童需要摄入更多的蛋白质，每天每公斤体重至少需要 2.2 克高质量蛋白质。

在人们普遍工作繁忙、食物充足的现代社会中，每人每天的最佳蛋白质摄入量在 280 克左右。如果你经常锻炼，就需要摄入更多的蛋白质，以修补锻炼中受损的组织，并合成相关的酶和神经递质。目前的很多减肥疗法都包括了"高蛋白质饮食"一项。

鸡蛋、牛奶、扁豆、绿豆、大豆、豆腐等食品都富含高质量蛋白质。许多蔬菜（菠菜的蛋白质含量高达 13%），以及新鲜的火鸡肉、鸡肉、牛肉、猪肉和鱼肉等肉类食品也都含有丰富的蛋白质。我说"新鲜的"肉类，是因为动物的肌肉中含有各种蛋白酶，能够迅速破坏某些关键的氨基酸。长期暴露在空气中同样会导致肉类中的一些氨基酸被氧化，并使脂肪成分开始腐败。在中国、犹太和穆斯林传统文化中，肉类必须是新鲜的才可上桌。

不要服用专门补充单类氨基酸的营养药，因为浓度过高的氨基酸会破坏人体的维生素和矿物质平衡。只有摄入的各种氨基酸比例均衡，才能在人体中发挥应有的作用。

鸡 蛋

鸡蛋是一种营养十分全面的食品。一枚鸡蛋平均约重 50 克，含有 335 焦耳的能量；其中，蛋白部分约重 33 克，蛋黄部分约重 17 克。鸡蛋含有约 12% 的高质量蛋白质，不含碳水化合物和纤维素。鸡蛋蛋白质的氨基酸成分十分均衡。鸡蛋还含有生物素等维生素，以及锰、硒、磷、铜等矿物质元素。蛋黄富含硫元素，这是一种天然抗氧化剂，对人体健康大有益处。

鸡蛋约含有 10% 的脂肪，主要位于蛋黄中。蛋黄脂肪的组分十分特别，含有大量的卵磷脂和二十二碳六烯酸（DHA）。卵磷脂是神经递质乙酰胆碱的合成前体，而 DHA 则是维持脑部功能的关键脂肪酸，用于脑神经元突触膜结构的维护，也是维持视神经色感和视觉质量的关键物质。除鸡蛋外，冷水鱼类和海藻也富含 DHA。

研究表明，多吃鸡蛋并不会引起血液胆固醇升高。一篇医学论文指出，一位老年人多年来一直保持着每天吃 24 个鸡蛋的习惯，而他的血液胆固醇含量一直完全正常。

胆固醇不是"有害物质"！那些利欲熏心的商家，通过销售降胆固醇药物赚取巨额利润，而这些药物才是真正的有害物质，对人体的危害远大于胆固醇可能带来的危害。

如果你再听见别人说胆固醇能引起心脏病，请告诉那个人，血液胆固醇含量检测是通过抽取静脉血进行的。如果胆固醇真的是造成血管栓塞的物质，那么由于静脉血的流速比动脉血慢，静脉的栓塞程度应该远比动脉严重。然而，科学上尚未发现过一例胆固醇引起静脉栓塞的情况。"胆固醇能引起心脏病"的说法从科学角度完全站不住脚，这只是商家玩弄的一种宣传伎俩，以诱骗人购买昂贵的降胆固醇药物。目前仅在美国，降胆固醇药物每年的销量就超过了100亿美元。

让我再解释一遍心脑血管栓塞的成因：脱水会增加血液的浓度和酸性。高浓度、偏酸性的血液能够夺取血管壁细胞中的水分，使这些细胞因脱水而变得"虚弱"，"虚弱"的血管壁会产生许多微小的创伤。胆固醇能够起到"防水创可贴"的作用，覆盖在血管壁创伤处，直至创伤彻底痊愈。如果你了解胆固醇的这一功能，你就应该知道，盲目用药物降低血液胆固醇含量是一种多么不负责任的做法。

我认为，近年来关于血液胆固醇含量升高和心脏病死亡人数上升的相关报告，反映的其实是同一个问题：人们身体的脱水程度越来越严重。

我会在本章中继续介绍胆固醇的另一个重要功能。基于我对胆固醇的理解，我认为鸡蛋是一种很好的食品，能够为人体提供许多种不可或缺的营养物质。我几乎每天都吃鸡蛋，这是我最重要的蛋白质来源。

奶制品

对于能消化牛奶和奶制品的人们来说，未添加甜味剂的天然酸奶是很好的蛋白质来源。当然，有些人对牛奶过敏，必须远离牛奶和奶制品。酸奶中含有大量维生素和益生菌，这些益生菌可以保持肠道健康，抑制假丝酵母等有害菌群的生长。购买酸奶前，请注意检查包装袋上的成分列表，某些品牌的酸奶可能使用了阿斯巴甜作为甜味剂。

奶酪也是优质的蛋白质来源。新鲜奶酪不仅容易消化，而且营养成分也比经过长期保存的奶酪要全面。

牛奶会引起部分人消化不良。尽管一些关于豆制品副作用的报道正浮出水面，但在这些报道的准确性得到科学验证之前，我仍然认为豆浆可以作为牛奶的替代品。在中国和其他许多亚洲国家，豆制品一直是 30 多亿人的重要食品。如果你不喜欢豆浆的味道，可以掺入一些胡萝卜汁，这样不仅能改善豆浆的口感，而且也增加了维生素和其他一些营养成分。豆类食品可能让一些人患上甲状腺肿，解决的办法是补充碘。海藻是富含碘的食品。

脂　肪

脂肪是人体必需的营养物质之一。脂肪酸是细胞膜的主要成分，也是人体中许多激素的合成前体。性激素的合成需要依赖许多种脂类物质，包括经常遭人污蔑的胆固醇。神经元需要大量的脂肪酸，以修补数量众多的神经突触。

人体必需的脂肪酸包括亚油酸和 α - 亚油酸，这两种都是不饱和脂肪酸，常温下呈液态。

尽管一些教科书认为人体无法合成必需脂肪酸，必须从食物中摄入，但我最近发现，肝脏完全可以合成这些必需脂肪酸。《盖顿氏医学生理学教材》中说："肝细胞使脂肪酸不饱和化的能力比其他组织强很多，因此，肝脂肪的不饱和脂肪酸含量远高于脂肪组织。"

肝脏中的不饱和脂肪酸能够通过循环系统分散到全身，为人体各部分组织提供细胞膜修补的原材料。大脑对不饱和脂肪酸的需求最为紧迫，因为大脑中有大量的神经突触，其膜结构需要经常性的维护。

尽管如此，不饱和脂肪酸的摄入仍对人体的新陈代谢有着重要意义。摄入不饱和脂肪酸会使肝脏减少胆固醇的合成，而肝脏几乎是人体中唯一能够合成胆固醇的器官。当然，充分喝水也能降低血液胆固醇的含量，所以不必刻意追求富含不饱和脂肪酸的食物。

"脂肪专家"认为，人体每天需要摄入 6 ~ 9 克亚油酸和 2 ~ 9 克 α - 亚油酸。这两种必需脂肪酸主要用于制造大脑和神经元的突触膜，这种膜结构必须完全阻止水分的通透，以避免神经传导过程受到干扰。负责辨认物体形状和维持视觉质量的视网膜神经末梢需要大量的 DHA。DHA 由 α - 亚油酸制造而来，同时也是脑细胞的重要成分。缺乏 DHA 能导致患上神经官能症。

前文已经提到，鸡蛋、冷水鱼类和海藻都是富含 DHA 的食物。冷榨亚麻油富含亚油酸和 α - 亚油酸，而且二者的含量比例正好是理想值 3 ∶ 1。光照会使亚麻油中的不饱和脂肪酸被氧化，所以亚麻油必须储存在不透光的容器中，如棕黑色的瓶子或胶囊。芝麻油的不饱和脂肪酸含量也很高，在很多古老文化中，芝麻油都是一种地位很高的食用油。菜籽油也含有一些人体必需的脂肪酸。液态油的营养价值比固态油脂要高。

黄油富含各种脂溶性维生素，如维生素 K、维生素 A、维生素 E、卵磷脂、叶酸等。黄油同时也含有较多的钙和磷。

脂肪是人体的主要燃料，人体需要摄取脂类食物才能正常生存。摄入蛋白质和碳水化合物后，人体会把多余部分转化为脂肪储存起来。糖原是肝脏和肌肉组织中的一种大分子碳水化合物，人体中的糖原储备大约能维持半天的生理活动。在人体的糖原即将耗竭时，全身各处脂肪组织中的脂酶都会被激活。

在理想状态下，人体摄入的蛋白质用于修复受损的组织、制造酶和信息物质，而脂类则用于制造能量、合成一些激素。只有一种生活习惯能够打破这种天然的分工——大量摄入淀粉或糖，从而导致胰岛素的大量分泌。胰岛素会抑制脂酶的活性，这就是一些人极度肥胖的原因。如果你需要减肥，就必须减少饮食中的碳水化合物成分，增加脂类的摄入——最好是富含必需脂肪酸的脂类。

脂肪的能量供应效率比碳水化合物高得多。1 克脂肪约能为人体提供 37.7 焦耳的能量，而 1 克淀粉或糖仅能提供约 16.7 焦耳的能量。我们的祖先之所以能够在渔猎生活中保持充沛的体能，全拜体内的脂肪所赐。随着文明的发展，人类先是开始了农业，然后又进入了现代社会，整天坐在办公室里，随时都可以从自动售货机里买到各种刺激味蕾的食品，或是去便利店购买富含淀粉的炸薯条和各种快餐——这些都是营养价值最低廉的食物。

开创了"低碳水化合物减肥法"的阿特金斯博士懂得高脂肪、高蛋白质食物同减肥之间的关系，但他不明白水在人体代谢平衡中所起的关键作用。所以，他的减肥疗程对那些不习惯喝水的人们并没有什么效果，但那些接受了他的理论，同时又有意无意受益于水的神奇功能的人们，则取得了成功。

水果、蔬菜和日晒

水果、蔬菜：人体每天都需要摄入水果和绿色蔬菜，它们可以为人体提供天然的维生素和矿物质。绿色蔬菜富含 β 胡萝卜素，以及大脑需要的 DHA。水果和蔬菜都是碱性食品，能够维持人体内的酸碱平衡。绿色蔬菜中的叶绿素含有大量的镁，镁在叶绿素中的作用相当于铁在血红蛋白中的作用——携氧。在人体中，镁对细胞内膜结构表面的 ATP 起到锚定作用，共同形成镁 –ATP。镁 –ATP 的水解过程能够产生大量的能量。

日光：日光是治疗哮喘的良药。在日光的作用下，皮肤中的胆固醇会转化为维生素 D。维生素 D 能够提高骨骼吸收钙质的能力，加强成骨作用，从而促进儿童骨骼的生长。维生素 D 同时也能加强肠道对钙的吸收作用，而钙可以直接中和人体细胞中的酸性，使细胞的 pH 值回归正常，从而减轻或消除哮喘症状。

如果你每天都喝足够的水，摄入足够的盐分，并进行适度的锻炼（最好是在阳光充足的室外进行），你的身体会自动调整蛋白质和碳水化合物的摄入，并重新激活脂肪的能量供应机制。你对蛋白质的需求会增加，对碳水化合物的需求则会减少，同时，你体内的脂酶分解脂肪的速率会超过从食物中摄入脂肪的速率。你血管中积存的胆固醇同样会渐渐分解，尽管这一过程可能较为缓慢，但身体知道该如何清除血管中的栓塞。

我再重复一遍，胆固醇绝不是什么"有害物质"，而是人体生理活动正常进行的必需物质之一。我们需要知道的只是人体为什么有些时候会大量合成胆固醇。

当人体处于脱水状态时，单靠水电势能无法支撑细胞的生理活动。这很像实际生活中的情形：当河流处于枯水期时，就无法支持水电站生产足够的清洁能源，人们只好求助于昂贵的"火力发电"。在人体中，执行"火力发电"功能的是骨质和细胞中的钙。

前文已经提到，在日光照射下，皮肤中的胆固醇会转化为维生素 D。维生素 D 能够捕获钙离子，并通过分子尾端与细胞膜上的受体结合，使钙重新进入细胞。这一过程包括一系列的链式反应，能使许多氨基酸和矿物质元素随钙一起被细胞吸收。

通过这一过程，维生素 D 能够直接增强人体细胞的结构修复和能量代谢。钙进入细胞的过程会产生一部分富余能量，这些能量用于构建钙离子间的高能化学键，使钙重新储存能量。

只要理解了这一系列生化反应过程，你就会认识到胆固醇对细胞代谢和人体健康的关键作用。骨骼中含有大量钙质，这使得骨骼成了人体的"能源库"。当人体不得不持续利用骨骼中储存的能量时，就会造成钙质的大量流失，从而引起骨质疏松。血液胆固醇含量的升高就是为了制造更多的维生素 D，帮助钙质重新进入骨骼，从而抵消钙质的流失。

为了更好地利用胆固醇含量升高的生理机制，你应该尽可能多地晒太阳，让日光帮助胆固醇转化成维生素 D，以维持细胞的正常生理功能。

　　你可能会怀疑，这样做是不是容易引起黑素瘤。其实大可不必多虑，癌症是脱水、缺乏锻炼、不正确的饮食习惯共同作用的结果，晒太阳并不会导致癌症。我曾经每周 6 天，在德黑兰的烈日下打上 3 个小时网球，这样过了 20 多年，我从未患上过任何形式的癌症。为了支持我的观点，我要转述 2004 年 7 月 20 日版《科学时报》的一些内容。

　　吉娜·科拉塔在该期《科学时报》上发表了一篇文章，转述了 A·伯纳德·艾克曼博士的一些观点。艾克曼博士是一位著名的皮肤科医学专家，发表过 625 篇研究论文。像我一样，艾克曼博士也不相信日光会诱发皮肤黑素瘤。为了证明这一点，他在日光浴盛行的季节到以色列做了专门的调查。他发现，患黑素瘤的人们，无论是黑人还是亚洲人，黑素瘤的发作部位都不是经常暴露在日光中的部位，而是很少接受日晒的部位，如脚掌、手掌、黏膜等。白种人的黑素瘤则多发于胸部和腿部，这些也都是很少接受日晒的部位。艾克曼博士证明了日光同黑素瘤毫无关系，但他也建议浅色皮肤的人们应避免长时间日晒，因为这样会导致皮肤老化。

　　如果你整天坐在办公室的人工光源下，当然很难维持正常的血液胆固醇含量。你咨询的健康专家可能也不明白其中的全部机制，而会把缺乏日晒引发的一系列连锁反应定性为"有害物质"（胆固醇）引起的"疾病"。

　　我相信，人们主要是受了商业宣传的误导，才会把胆固醇看作

"有害物质"，这样商家就可以从降胆固醇药物的销售中赚取巨额利润了，但是这是以人们的健康为代价的。最近，在商业利益的驱使下，一个所谓的"专家委员会"正在呼吁降低血液胆固醇含量的安全标准，以欺骗更多的人购买降低胆固醇的药物。这些人自己其实完全清楚，胆固醇并不是导致血栓的真正原因——科学界尚未发现过一例胆固醇在静脉中造成栓塞的案例。

锻　炼

锻炼对人体生存的重要性仅次于水、空气、盐和食物，远远超过性、娱乐等"舒适"的事情。以下就是锻炼对健康的种种好处：

· 锻炼能刺激肌肉组织中的血管扩张，从而预防高血压。

· 锻炼能使肌肉中的毛细血管保持开放状态，减少血液流动时的阻力，使血压恢复正常。

· 锻炼不仅能使肌肉发达，而且可以避免肌肉中的蛋白质作为能量物质被分解。

· 锻炼能激活脂酶，促进人体内脂肪的消耗。经常锻炼可以使你的身体不再依赖糖分的摄入，而是以脂肪作为主要能量物质。

· 锻炼可以消耗人体内过多的几种氨基酸，避免这些氨基酸因为过度集中而产生毒性。很少锻炼的人，血液中支链氨基酸的含量可能会大幅度增加，从而导致其他关键氨基酸的流失，影响大脑功能。这些关键氨基酸中，最重要的是色氨酸和酪氨酸。色氨酸不仅是多种神经递质的合成前体，而且也在DNA转录错误修复系统中发挥着关键作用。

在大脑中，色氨酸能够转化为血清素、褪黑素、色胺和吲哚胺，这几种物质都具有抗抑郁作用，并能调节人体的血压和血糖浓度。酪氨酸则是肾上腺素、去甲肾上腺素和多巴胺的合成前体，这几种物质在体力活动和应激反应中发挥着重要的调节作用。酪氨酸缺乏是帕金森病的成因之一。

· 缺乏锻炼的肌肉会被代谢分解，从而导致锌和维生素 B_6 的流失。当这种流失达到一定程度时，就会引发精神病和神经官能症。一些自身免疫性疾病，如狼疮和肌肉营养障碍症，也会导致类似的结果。

· 锻炼能增加肌肉的含水量，使血液浓度不至于升高，从而避免血管壁受损。

· 锻炼能降低糖尿病患者的血糖浓度，减轻他们对胰岛素类药物的依赖性。

· 锻炼促使肝脏分解脂肪以合成糖分，从而减少人体内的脂肪堆积。

· 锻炼能增加人体各处关节的活动性，并使关节囊中形成真空，这种真空会促使水分进入关节囊，为软骨细胞带来必要的养分。关节囊中水分的增加还能提高关节滑液的润滑性，使关节活动更加自如。

· 腿部肌肉的运动能够对静脉系统起到类似心脏的作用。在肌肉运动和静脉瓣的共同作用下，原本沉积在腿部静脉中的血液得以克服重力作用回流到心脏，这就是腿部肌肉运动对血液循环的促进机制。目前，大部分人对这一机制仍不了解。腿部肌肉的运动也能促进淋巴循环，消除腿部浮肿。

· 锻炼能增强骨骼，预防骨质增生。

· 锻炼能刺激各种关键激素的分泌，增强性欲和性能力。

· 1 小时的散步可以激活人体中的脂酶，这一作用能够维持长达 12 小时。只要每天早晚各散步 1 小时以上，就可以 24 小时维持脂酶的活性，迅速消除动脉中淤积的胆固醇。

· 锻炼能促进肾上腺素的分泌，增强交感神经系统的活动性。当人体有充足的水分供应时，肾上腺素还能抑制组胺的过度分泌，从而预防哮喘和过敏反应。

· 锻炼能刺激内啡肽和脑内啡的分泌，这些物质是人体的"天然鸦片"，能使大脑产生类似毒品造成的快感。

最佳的锻炼形式有哪些

选择锻炼方式时，应考虑不同的锻炼方式对你一生的不同意义。相比爆发力训练和力量训练，耐力训练对健康的好处更大。一名长跑选手直到老年都可以从长跑运动中受益，而一名短跑选手则不太可能在中老年时期仍然坚持短跑运动。

散步是最好的锻炼方式，你到老都可以享受，而且散步不会给关节造成伤害。游泳、打高尔夫球、滑雪、溜冰、登山、打网球、打壁球、骑自行车、打太极拳、练舞蹈、做瑜伽、进行有氧运动等锻炼方式都能够帮你增强耐力。选择锻炼方式时，应注意这种锻炼方式是否能对脂酶产生长时间的激活作用。户外运动对人体的益处比室内运动更大，因为在户外运动中，人体更容易与大自然建立联系。

　　保持健康的四大步骤分别是：平衡水分和盐分的摄入；锻炼身体各部分的肌肉群（最好是在阳光充足的户外进行）；均衡饮食，摄入足够的蛋白质和蔬菜；远离人造饮料。这四个步骤尽管简单，却可以有效地预防疾病，并促使已经形成的疾病自然康复。

著作权合同登记号：图字 02-2017-223号

OBESITY CANCER & DEPRESSION: THEIR COMMON CAUSE & NATURAL CURE
by FEREYDOON BATMANGHELIDJ
Copyright: © 2004 BY FEREYDOON BATMANGHELIDJ, M.D.
This edition arranged with GLOBAL HEALTH SOLUTIONS
through BIG APPLE AGENCY, INC., LABUAN, MALAYSIA.
Simplified Chinese edition copyright:
2017 BEIJING ZHENGQING CULTURE & ART CO., LTD
All rights reserved.

图书在版编目（CIP）数据

水是最好的药. 3 / (美) 巴特曼著；饶俊伟译. --
天津：天津科学技术出版社, 2017.11（2024.10重印）
（"水是最好的药"系列）
书名原文: OBESITY CANCER & DEPRESSION: THEIR
COMMON CAUSE & NATURAL CURE
ISBN 978-7-5576-3856-6

Ⅰ. ①水… Ⅱ. ①巴… ②饶… Ⅲ. ①饮用水—保健
—基本知识 Ⅳ. ①R161

中国版本图书馆CIP数据核字(2017)第224279号

水是最好的药 3
SHUI SHI ZUIHAO DE YAO 3
责任编辑：孟祥刚
责任印制：刘　彤

出　　版：天津出版社传媒集团
　　　　　天津科学技术出版社
地　　址：天津市西康路35号
邮　　编：300051
电　　话：（022）23332490
网　　址：www.tjkjcbs.com.cn
发　　行：新华书店经销
印　　刷：北京中科印刷有限公司

开本710×1 000　1/16　印张13　插页2　字数190 000
2024年10月第1版第3次印刷
定价：35.00元

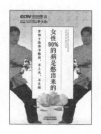

《女性90%的病是憋出来的》

罗大伦著 定价：48.00元

罗博士教你不憋屈，不上火，不生病

本书不仅介绍了身体内的六种郁结，告诉大家如何诊断，如何用相应的方子和方法及时进行调理。还有就是希望通过帮助大家改变认知，来调整内心情绪。当认知改变后，情绪就会变好，而情绪变好后，就能做到不憋屈，不上火，不生病。

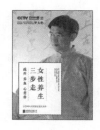

《女性养生三步走：疏肝，养血，心要修》

罗大伦著 定价：48.00元

女性90%的病都是憋出来的
罗博士专为女性打造的养生经

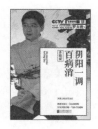

《阴阳一调百病消（升级版）》

罗大伦著 定价：36.00元

罗博士的养生真经！

要想寿命长，全靠调阴阳。只有阴阳平衡，气血才会通畅。中医新生代的领军人物罗大伦博士，为您揭开健康养生的秘密——阴阳一调百病消。

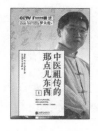

《中医祖传的那点儿东西1》

罗大伦著 定价：35.00元

中央电视台《百家讲坛》主讲人、北京电视台《养生堂》节目前主编重磅推出的经典力作！

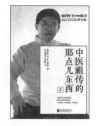

《中医祖传的那点儿东西2》

罗大伦著 定价：35.00元

感动无数人的中医故事，惠及大众的养生智慧；
一读知中医，两读悟医道，三读获健康！

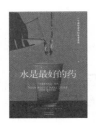

《水是最好的药》

[美] 巴特曼著 定价：35.00 元

一个震惊世界的医学发现！你不是病了，而是渴了！

F.巴特曼博士发现了一个震惊世界的医学秘密：身体缺水是许多慢性疾病——哮喘病、过敏症、高血压、超重、糖尿病以及包括抑郁症在内的某些精神疾病的根源。

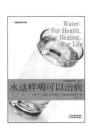

《水这样喝可以治病》

[美] 巴特曼著 定价：35.00 元

《水是最好的药》续篇！

《水是最好的药》阐述了一个震惊世界的医学发现：身体缺水是许多慢性疾病的根源。《水这样喝可以治病》在继续深入解析这一医学发现的同时，更多地介绍了用水治病的具体方法。

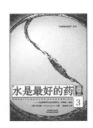

《水是最好的药 3》

[美] 巴特曼著 定价：35.00 元

《水是最好的药》系列之三！

本书是 F.巴特曼博士继《水是最好的药》《水这样喝可以治病》之后又一轰动全球的力作。在这本书中，他进一步向大家展示了健康饮水习惯对疾病的缓解和消除作用，让你不得不对水的疗效刮目相看。

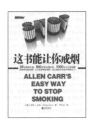

《这书能让你戒烟》

[英] 亚伦·卡尔著 定价：36.00 元

爱她请为她戒烟！宝贝他请帮他戒烟！别让烟把你们的幸福烧光了！

用一本书就可以戒烟？别开玩笑了！如果你读了这本书，就不会这么说了。"这书能让你戒烟"，不仅仅是一个或几个烟民的体会，而是上千万成功告别烟瘾的人的共同心声。

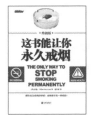

《这书能让你永久戒烟（终极版）》

[英] 亚伦·卡尔著 定价：52.00 元

揭开永久戒烟的秘密！戒烟像开锁一样轻松！

继畅销书《这书能让你戒烟》大获成功之后，亚伦·卡尔又推出了戒烟力作《这书能让你永久戒烟》，为烟民彻底挣脱烟瘾的陷阱带来了希望和动力。

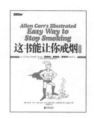

《这书能让你戒烟（图解版）》

[英] 亚伦·卡尔 著　[英] 贝弗·艾斯贝特 绘　定价：32.80 元

比《这书能让你戒烟》文字版，更简单、更有趣、更有效的戒烟书，让你笑着轻松把烟戒掉。

什么？看一本漫画就可以戒烟？

没错！这不是开玩笑，而是上千万烟民成功戒烟后的共同心声。

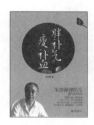

《胖补气　瘦补血（升级版）》

胡维勤著　定价：39.80 元

朱德保健医生的气血养生法！

在本书中，前中南海保健医生胡维勤教授深入浅出地讲述了一眼知健康的诀窍——胖则气虚，要补气；瘦则血虚，要补血。而胖瘦又有不同——人有四胖，气有四虚；人各有瘦，因各不同。

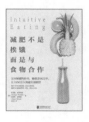

《减肥不是挨饿，而是与食物合作》

[美] 伊芙琳·特里弗雷　埃利斯·莱斯驰 著　定价：38.00 元

这本颠覆性的书，畅销美国 22 年

肥胖不仅是身体问题，更是心理问题。

减肥不止是减掉赘肉，更是一次心灵之旅。

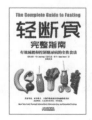

《轻断食完整指南》

[加] 杰森·冯　[美] 吉米·摩尔 著　定价：49.80 元

有效减肥和控制糖尿病的全饮食法

营养学家、医学博士、生物学教授都在用的健康瘦身法。 这样断食，让激素听你的话，帮你减肥。